Charakter, Zorn und Widerstand

Child Survivors aus Expertensicht

HENTRICH & HENTRICH

CSD
Child Survivors Deutschland

Reihe „Bittere Vergangenheit! – Bessere Zukunft?“
des Child Survivors Deutschland e. V.
Herausgegeben von Philipp Sonntag
Band 3

Impressum

Die Deutsche Nationalbibliothek verzeichnet diese Publikation in der Deutschen Nationalbibliografie; detaillierte Daten sind im Internet über https://portal.dnb.de/ abrufbar.

Inh. Dr. Nora Pester
Wilhelmstraße 118, 10963 Berlin
info@hentrichhentrich.de
http://www.hentrichhentrich.de

Korrektorat: Maria Neuser
Gestaltung: Michaela Weber, Leipzig
Gesamtherstellung: Thomas Schneider, Jesewitz
Druck: Winterwork, Borsdorf

1. Auflage 2017

Printed in Germany
ISBN 978-3-95565-230-2

Inhalt

Vorwort des Herausgebers

Zwei Arten von Autoren prägen unsere Buchreihe. Da sind die Experten, die über uns Child Survivors schreiben, und da sind wir Child Survivors selbst als Betroffene. Immer geht es um uns, um unsere Rolle in der Gesellschaft. Alle Autoren kennen unsere bittere Vergangenheit und aktuellen Belastungen recht gut. Kein Autor gibt mehr als eine vage Aussicht auf eine womöglich bessere Zukunft – obwohl jeder sie spürbar wünscht.

Im Band 3 unserer Buchreihe geht es um Experten, die uns kennen wie niemand sonst. Sie sagen über uns so Nachdenkliches wie: „Ihr wurdet 1945 gerettet, aber nicht befreit." Wir fühlen uns mit ihnen verbunden, mal wie in einer Art „Sachzwangsehe", mal wie in einer wilden Liebesbeziehung. Sie verpassen uns gesunde kalte Schauer und genüssliche Wohlfühlbäder. Sie haben jene Mischung von Nähe und Distanz zu uns, nach der wir immer suchen und die wir so dringend brauchen. Also ist es unser Wunsch, sie in unserer Buchreihe zu Wort kommen zu lassen.

Experten haben Erfahrungen im Umgang mit uns Child Survivors, in teils bitterer, teils hoffnungsvoller Form. Als Experten im weitesten Sinne gelten Wissenschaftler, Sozialbetreuer, gesellschaftlich Aktive, Familienangehörige wie 2G und 3G (Kinder und Enkel von Child Survivors), Administratoren, Literaten, Historiker, Politiker, usw. sowie einige Child Survivors selbst – eben alle, die als Beobachter, als theoretisch Interessierte, als Engagierte beitragen können. Sie beantworten Fragen wie: Sind Child Survivors besonders sensibel bis übersensibel, eigensinnig, kämpferisch, resignierend, sonst wie auffällig? Wie können Betreuer und andere mit unserer inneren Unruhe, mit unserer nervösen Alarmbereitschaft umgehen? Wieweit sind wir Child Survivors selbst trotz allen Belastungen in unserem Umfeld aktiv geworden und was kann uns dabei helfen?

Die ersten vier Beiträge dieses Bandes sind gesellschaftskritisch: Was wollen wir, was vermissen wir, wie kann das sein? Den Anfang macht Max Arpels Lezer. Als Vizepräsident des Weltverbandes WFJCSH&D (World Federation of Jewish Child Survivors of the Holocaust and Descendants) der Child Survivors gibt er erste Orientierungen. Wie ein Kapitän auf hoher See bewahrt er die Ruhe in jedem Sturm, kein Wunder, er kennt Schattierungen des Antisemitismus über die Jahrhunderte und empfindsame Child Survivors über Jahrzehnte.

Avner Shalev, Direktor bei Yad Vashem ist ein Lotse für den „schwierigen Hafen" Israel. Er fragt, was kann, was soll in Zukunft sein mit den Erinnerungen an den Holocaust und speziell an uns – und was sind daher die politischen Herausforderungen für eine bessere Zukunft, so zum Beispiel für den deutschen Umgang mit Israel.

Rüdiger Mahlo verkörpert den diplomatischen Versuch der Claims Conference, die real-optimal erreichbare „Wiedergutmachung" in den Verhandlungen mit der deutschen Regierung zu erreichen. Da geht es um die bestmögliche Hilfe für die Überlebenden des Holocaust.

Vor dem Hintergrund der unermesslichen Verbrechen im Holocaust gegen die Opfer bleibt unweigerlich jegliche „Wiedergutmachung" in vieler Hinsicht eine bittere Enttäuschung. Im Grunde hat jeder von uns „einen Vulkan verschluckt" und der erlaubt uns keine Ruhe. Niemand sonst kann die von uns Child Survivors gespürte Erbitterung so leidenschaftlich ausdrücken wie Yochanan Ron Singer.

Die nächsten sechs Autoren sind Experten für professionellen Umgang mit dem Rumoren des Vulkans in uns. Der Holocaust war einmalig. Unsere Frustrationen nach 1945, als unsere Leiden nicht mal anerkannt wurden, waren entsprechend. Aber seit ein paar Jahren gibt es Experten, welche unsere Belastungen, insbesondere jetzt im hohen Alter, professionell einschätzen können. Sie geben pragmatische Hinweise für eine bessere Zukunft durch besseren Umgang von Betreuern usw. mit uns.

Martin Auerbach und Natan P. F. Kellermann vermitteln mit einem Grundsatzartikel, wie es uns psychisch geht, woher das kommt und was eine richtige Antwort darauf sein kann, sei es nun sensibel therapeutisch, pragmatisch in der Pflege oder gesellschaftlich im Umgang mit uns. Da zeigt sich unter anderem die Erfahrung von AMCHA (Hebräisch: „eine/r von uns"), der Organisation zur „Hilfe für Überlebende des Holocaust und ihre Familien". Dies ergänzt Stefan Welz als Vorsitzender des Vorstands von AMCHA Deutschland. Er gibt Einblick in die Realität des Überlebens und fasst zusammen: „Die Anerkennung, Rehabilitierung und Entschädigung von Opfern des Nationalsozialismus ist ein zäher und von vielen Ambivalenzen geprägter Prozess gewesen und bis heute wirken Ungerechtigkeiten fort."

Was kann geschehen, wenn jemand besonders einfühlsam mit Child Survivors umgeht? Janine Cunea berichtet aus der „Psychosozialen Betreuung von Shoah-Überlebenden". Sie erfuhr „von den Überlebenden viele Dinge, die die Überlebenden ihren eigenen Kindern gar nicht erzählt haben." Danach schaffen es viele Überlebende besser, mit ihrer Familie über den Holocaust zu sprechen.

Dalia Wissgott-Moneta charakterisiert treffend, wie die Wucht der besonderen Anliegen von Child Survivors einwirkt auf ihre Sozialabteilung einer jüdischen Gemeinde. Sie betont, wie die Vielfalt der Schicksale eine flexible Betreuung erfordert.

Eva Nickel hatte als Sozialarbeiterin im Auftrag einer jüdischen Gemeinde eine vielfältig begleitende Aufgabe. Dabei war sie selbst mit ihrer Familie zutiefst vom Holocaust betroffen. Sie berichtet, wie es bei empfindsamen Child Survivors auf enorme psychische Sorgfalt bei den verschiedenen Formen von Betreuung ankommt.

Am Ende des Buches ist Unterricht über den Holocaust ein ganz eigenes Thema. Es betrifft die zentrale Verpflichtung der Überlebenden des Holocaust, das Thema in der Gesellschaft zu verankern, im Sinne einer gegen Faschismus wachen und einsatzbereiten Demokratie. Gerhard Baader hat als Professor der Medizingeschichte in Berlin jahrzehntelange Erfahrung im Umgang mit Studenten. Ko-Autor Philipp Sonntag wurde in immer neuen Kontexten in die Vermittlung von Holocaust-Erfahrungen einbezogen. Beide zusammen nennen in ihrem Artikel Anhaltspunkte für eine zeitgemäße Vermittlung von Gefahren. Dabei zitieren sie aus einem Beschluss der Kultusministerkonferenz einen Absatz, der für dieses Buch und im Grunde generell für die Übernahme gesellschaftlicher Verantwortung im Umgang mit dem Holocaust zukunftsweisend ist:

> Im Spannungsfeld verschiedener möglicher Deutungen von Geschichte geht es gleichermaßen um den Erwerb von historischem Bewusstsein, von Wissen, von Empathie, um die Entwicklung einer demokratischen Grundhaltung und die Förderung von Urteilsvermögen und Handlungskompetenz.

Philipp Sonntag

Engagement des Weltverbandes der Child Survivors

Max Arpels Lezer
Präsident der europäischen Gruppe der Child Survivors: „European Association of Jewish Survivors of the Holocaust" und Vizepräsident des Weltverbandes der „World Federation of Jewish Child Survivors of the Holocaust and Descendants (WFJCSH&D)".

Wer als Kind die Verfolgung der Nazis überlebt hat, weiß, dass er zu den Ausnahmen gehört. Etwa zehn Prozent der jüdischen Kinder haben überlebt. Anderthalb Millionen Kinder wurden von den Nazis bis 1945 ermordet. Die Überlebenden litten nach 1945 unter Folgeschäden, für die sich kaum jemand interessierte und die sie selbst lange verdrängten. Sie haben erst nach Jahrzehnten begonnen, sich in Gruppen zu organisieren, aktuell gibt es weltweit über 60 Gruppen in 26 Ländern.

Die globale Organisation der Child Survivors

1988 kam in den USA, in Conshohocken, Pennsylvania, erstmals eine kleine Gruppe von etwa 20/25 Child Survivors zu einem lokalen Treffen zusammen. Ein Jahr später war die Gruppe bereits merklich größer, mit etwa 75/80 Teilnehmern und es war ein Psychiater zur Unterstützung dabei. In den darauffolgenden Jahren wurde der Austausch über die Erfahrungen aus der Zeit des Zweiten Weltkrieges intensiver. Schließlich wurde 1992 die Federation of Jewish Child Survivors gegründet.

Einige Gruppen aus anderen Ländern schlossen sich an. 1997 schlug ich vor, das Wort „World" mit in den Vereinsnamen aufzunehmen, um dem internationalen

Charakter zu entsprechen und so wurde es beschlossen. 2011 in Warschau schlug Steve Adler vor, auch noch „Descendants“ (Nachkommen) hinzuzufügen, so geschah es, siehe die aktuell gültige Form:

World Federation of Jewish Child Survivors of the Holocaust and Descendants (WFJCSH&D, http://www.holocaustchild.org/)

Das 26. globale Treffen fand 2014 erstmals in Berlin statt, siehe http://wfbc2014.com/

Kürzlich hat sich die erste Gruppe der „2G“ (2. Generation, Kinder von Child Survivors) angeschlossen. Derzeit umfasst die WFJCSH&D über 60 Gruppen der ersten und zweiten Generation.

2001 wurde beim Treffen der WFJCSH&D in Prag die europäische Gruppe gegründet:

European Association of Jewish Survivors of the Holocaust
www.eu-as.org/

Auf http://www.eu-as.org/about-us/ werden für Europa derzeit 24 Gruppen aus 20 Ländern als Mitglieder genannt; die zehn Vorstandsmitglieder sind dort erwähnt. Unser letztes europäisches Treffen fand im Mai 2016 in Zagreb/Kroatien statt, organisiert durch Melita Svob.

Wir mussten uns einige Jahre bemühen, bis wir in der Claims Conference mit vertreten waren. Im Anschluss an das globale Treffen in Berlin 2014 gab es eine Zusammenkunft mit Vertretern der deutschen Regierung. Dies führte erstmals zu einer gewissen Anerkennung von Langzeitwirkungen der Traumata von Child Survivors. Es resultierte eine einmalige, minimale Auszahlung von 2.500,– Euro für eine Reihe von Child Survivors – im Grunde ist es eine Beleidigung, jedenfalls reicht es bei weitem nicht aus als eine „Wiedergutmachung“ für die erlittenen Traumata und Verluste. Etwa 75.000 der noch lebenden Child Survivors haben bis 2016 diese Auszahlung erhalten. Wir hoffen durch weitere Verhandlungen in Zukunft eine akzeptablere und vernünftigere „Wiedergutmachung" zu erreichen.

Weiterhin sind wir als Verbandsmitglied verbunden mit dem Europäischen Jüdischen Kongress (EJC, European Jewish Congress). Im Rahmen der Europäischen Union sind wir im Kampf gegen Antisemitismus engagiert.

Wir werden auch weiterhin dafür sorgen, dass unsere Stimmen im politischen Umfeld gehört und beachtet werden. Damit befinden wir uns in einer alten Tradition, der Kampf um Respekt war immer schon ein Kampf ums Überleben. Judenfeindlichkeit gibt es bereits weit über 2000 Jahre, in verschiedenen Formen. Das jüdische Bemühen um eine bessere Zukunft muss von der geschichtlichen Erfahrung ausgehen, um eine grundlegende Veränderung möglich zu machen.

Tradition der Juden in Europa und ihre Verfolgung

Urkunden aus dem zweiten Jahrhundert unserer Zeitrechnung berichten von Juden in Kroatien. Erste Hinweise auf Juden in Europa gibt es bereits aus dem dritten Jahrhundert vor unserer Zeitrechnung. Ausgehend von Alexandria/Ägypten verbreiteten sich damals Juden im Römischen Reich in Europa, vor allem auf griechischen Inseln, so auf Kreta. Philo, Seneca und Cicero berichteten von jüdischer Bevölkerung in Städten des Mittelmeeres. Zur Zeit von Kaiser Augustus lebten über 7.000 Juden in Rom. In den Jahrhunderten danach gelangten Juden nach Norden, so in die heutigen Gebiete der Schweiz und Frankreichs.

Zwischen Christen und Juden gab es im Römischen Reich und danach nicht nur Toleranz, sondern auch Feindschaft. Zu den bitteren Erfahrungen gehörten erzwungene Übertritte zur christlichen Religion, niedergebrannte Synagogen, Enteignungen, Verlust der Bürgerrechte, Verbannung und Versklavung von Juden.

Über die Verfolgung der Juden wird bereits im Neuen Testament berichtet. Meine Recherche in Wikipedia ergab Anhaltspunkte für antijüdische Pogrome im Jahr 250 n. Chr. in Karthago, 351 in Jerusalem, 351 in Persien, 415 in Alexandria. Weiter in Rom, Mailand, Ravenna, Menorca auf den Balearen und in Antiochia am Orontes, einer Stadt im antiken Syrien, heute Antakya in der Türkei.

Frühes Mittelalter als eine Blütezeit jüdischer Kultur

Während der letzten Jahrhunderte des Römischen Reiches entwickelten sich Juden und Christen ganz unterschiedlich. Das jüdische Leben wurde autonom, dezentral, auf die lokale Gemeinde bezogen. Das christliche Leben wurde auf rigide Weise hierarchisch, unter strikter Führung des Papstes und des römischen Kaisers.

In den Jahrhunderten von 800 bis 1100 gab es anderthalb Millionen Juden in Europa. Sie waren nicht im feudalen System als Sklaven oder Ritter integriert, dadurch blieben sie von Unterdrückung und Kriegseinsatz verschont.

Ihr Bezug zur christlichen Gesellschaft bestand aus grundlegenden Dienstleistungen, die sie bereitstellten: finanziell, medizinisch und generell in der Verwaltung. Sie standen unter dem Schutz von Königen, Fürsten und Bischöfen.

Die Geschichte der Judenverfolgung seit dem Mittelalter

Christliche Gelehrte, die sich mit der Bibel befassten, standen zunächst im fachlichen Kontakt mit talmudischen Rabbis. Das änderte sich jedoch im Zuge der Machterweiterung der römisch-katholischen Kirche und dem wachsenden Einfluss des christlichen Mittelstandes in den Städten. Ab 1300 wurden einige Passionsspiele zu Ostern von Mönchen und Priestern auch dazu verwendet, um die Juden als Mörder von Jesus darzustellen und so die breite Bevölkerung dazu anzustacheln, Juden zu hassen und zu ermorden. In Spanien, im Königreich von Toledo, gab es von 1368 bis 1490 eine Reihe von Verfolgungen mit Massenmord.

Auch im Zusammenhang mit den Kreuzzügen des Mittelalters wurden die Verfolgungen der Juden intensiver. Bereits während des ersten Kreuzzuges 1096 wurden jüdische Siedlungen entlang des Rheins und der Donau vollständig zerstört. Beim zweiten Kreuzzug wurden viele Juden in Frankreich massakriert. Hinzu kamen Vertreibungen, so mussten Juden 1290 England verlassen. Im Jahr 1396 wurden über 100.000 Juden aus Frankreich vertrieben und 1491 Tausende aus Österreich.

Als im späten Mittelalter tödliche Epidemien Europa verwüsteten, wurde mehr als die Hälfte der Bevölkerung vernichtet. Es tauchten Gerüchte auf, die Juden hätten Brunnen vergiftet und so die Krankheiten ausgelöst. Hunderte von jüdischen Gemeinden wurden daraufhin mit Gewalt zerstört.

Es gab nur wenige Lichtblicke, so versuchte 1348 Papst Clemens VI. die Juden mit einer Verlautbarung zu schützen. Dennoch wurden im selben Jahr in Straßburg 900 Juden bei lebendigem Leibe verbrannt.

Als das „Goldene Zeitalter jüdischer Kultur" wurde in Spanien eine Zeitspanne bezeichnet, in der die Moslems dort an der Macht waren. Juden wurden dort vorübergehend, vom achten bis zwölften Jahrhundert, gesellschaftlich integriert und es gab eine Blüte des jüdischen Lebens in Religion, Kultur und Wirtschaft. Al-Andalus ist der arabische Name für die zwischen 711 und 1492 muslimisch beherrschten Teile der Iberischen Halbinsel. Dort war das Zentrum der jüdischen Kultur, so die Wirkungsstätte von Maimonides. Er war ein jüdischer Philosoph, Rechtsgelehrter und Arzt. Er gilt als bedeutender Gelehrter des Mittelalters.

Im Zuge der spanischen Inquisition der Christen ab 1478 setzte erneut eine Vertreibung der Juden ein, hinzu kamen die Vertreibungen aus Deutschland, Österreich und Ungarn sowie Emigranten aus Italien und der Türkei. Viele flohen ins Exil nach Polen, wo sie ausgesprochen tolerant aufgenommen wurden. Das galt vor allem für die Regierungszeiten des Königs Zygmont und dessen Sohnes Zygmont II. im 16. Jahrhundert. Autonome jüdische Gemeinden waren möglich geworden. Es gibt Quellen, in denen berichtet wird, damals hätten drei Viertel aller europäischen Juden in Polen gelebt.

In den folgenden Jahrhunderten gab es Rückschläge, so während des Dreißigjährigen Krieges 1618–1648.

Die zionistische Bewegung begann am Ende des 19. Jahrhunderts. Es kam zur Dreyfus-Affäre in Frankreich. Theodor Herzl setzte mit seinem Pamphlet „Der Judenstaat" ein neues Ziel: Die Juden sollten einen Staat errichten wie andere Völker und dadurch sollte der Antisemitismus aufhören. Wir wissen heute natürlich: Es gibt den Judenstaat Israel, aber der Antisemitismus wurde keineswegs beendet.

Umgang mit der aktuellen Bedrohung und grundlegende Veränderung

Derzeit steigt bei wachsendem Antisemitismus der Druck auf Juden. Das führt uns zu der existenziellen Frage: Ist für Juden eine grundlegend bessere Zukunft in Europa möglich – und wenn ja, wie kann dies gelingen? Ich beziehe mich dabei vor allem auf Schriften von Michael Laitman. Er ist ein jüdischer Kabbalist des 20. Jahrhunderts und lebt in Israel. Informationen und einige Quellen, zum Beispiel seine Werke, Weblinks usw., fand ich in Wikipedia.

Im Grunde geht es in der aktuell europaweit, vor allem in Frankreich wieder aufgeflammten, lebhaften Debatte darum, ob Juden wieder die Gebiete mit hohem Antisemitismus verlassen sollen – diesmal rechtzeitig, nicht erst als Flüchtlinge unter hohen Gefährdungen. So sollen, anders als vor dem Holocaust, Leiden unter Pogromen und Massenmorde vermieden werden – ein Thema, das uns Child Survivors unweigerlich besonders berührt, da es so scheint, als wäre bestenfalls die Vermeidung einer schlechten Zukunft möglich.

Es gibt verschiedenartige Ratschläge. Emigration wird teils als zu pessimistisch bezeichnet. Andere meinen, Juden sollen sich bewaffnen und notfalls zurückschlagen. Einige fordern, durchaus öffentlich jüdische Zeichen zu tragen, etwa eine Kippa. Schließlich wird argumentiert, Juden könnten überall in eine Verfolgung geraten, da sollen sie besser bleiben, wo sie – mehr oder weniger etabliert – sind.

Leider gibt es immer wieder alarmierende Berichte über eine hilflose Polizei, die bedrohte Bürger nicht gegen Neonazis schützen kann. Je deutlicher es an Polizisten und deren Ausrüstung fehlt, umso mehr können sich auch militante Migranten in Zukunft offensiv verhalten. Stärker als für Deutschland gilt dies aktuell für Frankreich und England, auch was eine feindliche Haltung gegenüber Israel betrifft.

Die Geschichte wiederholt sich. In den dreißiger Jahren glaubten die deutschen Juden nicht, dass ihnen ein Unheil geschehen könnte. Als sie endlich bereit waren, das Land zu verlassen, war es für die meisten zu spät. Wem noch die Flucht gelang, der hatte enorme Probleme bei den Versuchen als Immigrant in andere – wie sich zeigen sollte nur teilweise sichere – Länder einzureisen.

Der entscheidende Unterschied: Jetzt haben wir einen jüdischen Staat! Nun muss ich einräumen, dass es nicht gerade einfach ist, sich in Israel zu behaupten. Das ist die aktuelle Herausforderung, miteinander in Israel eine geschlossene Gesellschaft zu bilden, die der verstrittenen Welt zeigt, wie man zueinander finden und nach außen stark zusammenhalten kann.

Zwar mag für einige Juden naheliegen, nach USA oder Kanada auszuwandern, nicht zuletzt weil das Sprachproblem einfacher zu bewältigen ist. Allerdings darf man nicht übersehen, dass auch dort der Antisemitismus wächst.

Bessere Zukunft

Worauf es für die Juden ankommt, ist auf jeden Fall Einigkeit zu finden und deutlich nach außen zu zeigen. Das muss von innen kommen, das soll mehr sein, als ein improvisiertes Zusammenfinden, um einen momentanen Druck aus feindlichem Umfeld auszuhalten. Das sollte möglich sein – nachdem man uns von allen Seiten sagt, wir seien einmalig, anders als alle anderen, und vor allem verantwortungsbewusst und verlässlich.

Wenn wir unsere Aufgabe verfehlen, werden die Antisemiten Oberhand gewinnen, die ganze Welt gegen uns mobilisieren und das wird uns teuer zu stehen kommen. Sobald wir jedoch zusammenstehen und – biblisch gesprochen als ein „Licht in der Welt“ – vorangehen, dann wird die Welt uns anerkennen und überall willkommen heißen. Dies ist unsere Chance, zumindest soll es wesentlich besser werden.

Diese Hoffnung ist uns Child Survivors bewusst und dies ist unsere Botschaft an unsere Nachkommen. Die Gefahr ist groß, da muss die Hoffnung stärker und aktiver sein! Genau so haben bis 1945 einige Kinder – wir – überlebt, und in diesem Sinne soll es nun weiterhin viel besser gelingen. Wir Child Survivors meinen, es ist eine ebenso erkennbar vernünftige wie emotional begeisternde Botschaft, vor allem an alle jüdischen Kinder – sie kommt aus unseren mit viel bitterer Erfahrung geprägten Kinderherzen.

„Wut mit einem Schuss Angst“

Interview mit Avner Shalev

Der Text ist die Wiedergabe eines Interviews, das im „Tagesspiegel“ am 14. Mai 2017 auf „Seite drei“ erschien. Das Gespräch führten Stephan-Andreas Casdorff, Sabine Schicketanz und Christian Tretbar vom „Tagesspiegel“ Berlin.

Avner Shalev, geboren 1939 in Jerusalem, diente im israelischen Militär. Er war im Sechstagekrieg im Einsatz. Während des Jom-Kippur-Krieges war er Büroleiter beim damaligen Generalstabschef der israelischen Streitkräfte, David Elazar. Danach wurde er Direktor der Kulturbehörde im Ministerium für Erziehung und Kultur, und Vorsitzender des Nationalrats für Kultur und Kunst.

1993 übernahm Avner Shalev den Vorsitz der Holocaust-Gedenkstätte Yad Vashem. Er hat den Aufbau einer Schule für Holocaust-Studien vorangetrieben, ebenso den Neubau des Museums zur Geschichte des Holocaust in Yad Vashem.

Herr Shalev, wie steht es um die Beziehung zwischen Israel und Deutschland?
Vergebung wird es niemals geben. Vor allem die Juden werden sich immer an das erinnern, was war. Aber in den Jahren sind feste Beziehungen gewachsen zwischen dem Staat Israel und Deutschland und auch zwischen unseren beiden Gesellschaften. In einigen Fällen sind sogar Freundschaften entstanden. Aber es gibt Teile der israelischen Gesellschaft, die noch keine normalen Beziehungen zu Deutschland führen können.

Ist das auch ein Grund, warum beispielsweise noch kein deutscher Kanzler bei der zentralen Zeremonie am Holocaust-Gedenktag in Yad Vashem dabei war?
Das hat damit zu tun. Bis vor wenigen Jahren war es noch undenkbar, dass ein deutscher Botschafter zu so einer Zeremonie kommt. Das immerhin hat es schon gegeben. Bei einem Kanzler hängt es stark von der Person und seiner Politik ab. Angela Merkel ist zweifelsohne eine Freundin Israels. Aber für den Besuch einer solch wichtigen Gedenkveranstaltung wäre es noch etwas zu früh.

Bei der diesjährigen Zeremonie war der österreichische Kanzler Kern zu Gast. War das unumstritten?
Das war es nicht. Aber es ist gut gewesen, dass er da war, denn auch das beeinflusst Diskussionen und Debatten in Österreich über die Rolle des eigenen Landes im Holocaust. Außerdem hat er sich Zeit genommen und das Museum in Yad Vashem besucht.

Muss Deutschland mehr Verantwortung übernehmen?
Der Holocaust ist ein einschneidendes Ereignis in der Zivilisationsgeschichte gewesen. Und Deutschland hat sich schon oft zu seiner Verantwortung dafür bekannt. Ich erwarte, dass dies eine ernsthafte und verlässliche Botschaft ist, die durch reales Handeln untermauert wird. Es geht in diesem Punkt um eine Führungsrolle in Europa. Und Angela Merkel steht für Werte wie Offenheit, Freiheit und Völkerverständigung. Sie zahlt auch einen Preis dafür – gerade mit Blick auf die Flüchtlingskrise. Da geht es genau um die Normen, die Deutschland nach dem Holocaust entwickelt hat. Es ist wichtig für uns, für

die deutsche aber auch die gesamte europäische Gesellschaft, solche Werte auch zu verteidigen.

Wie wichtig war der Besuch von Bundespräsident Frank-Walter Steinmeier in Israel, insbesondere nach dem Eklat zwischen dem deutschen Außenminister Sigmar Gabriel und dem israelischen Premierminister Benjamin Netanjahu?

Der Besuch von Frank-Walter Steinmeier war sehr wichtig und sehr emotional. Er hat stark dazu beigetragen zu verstehen, warum es so notwendig ist, über den Holocaust zu reden, darüber zu informieren, sich an ihn zu erinnern. Und der Besuch des Bundespräsidenten hat verdeutlicht, warum es wichtig ist, gemeinsame Anstrengungen zu unternehmen, um zu gedenken.

In Deutschland und Europa fürchten sich viele Juden, ihre Religion offen auszuleben.

Ich bin sehr besorgt. Ich hätte vor zehn Jahren nie gedacht, dass wir in eine solche Situation kommen, wie wir sie jetzt erleben. Natürlich gab es schon immer rechte Tendenzen. Aber dass diese mal so eine Kraft entwickeln und zu großen Wahlerfolgen rechter Parteien führen, hätte ich nicht erwartet. Während des Zweiten Weltkriegs wurden die Werte der freien, liberalen Gesellschaft angegriffen und zerstört. Deutschland hat diese Werte in einem langen Prozess wieder aufgebaut. Und jetzt sind wir an einem Punkt, wo genau diese Werte erneut attackiert werden. Ich habe Angst, dass es wieder zu einem Kollaps der Säulen unserer offenen, freien und liberalen Gesellschaften kommt.

Betrifft das vor allem jüdische Teile der deutschen und europäischen Bevölkerung?
Das betrifft auch Juden, natürlich. Aber es geht hier um ein globaleres Problem. Werte und Normen verschieben sich. Radikalere Kräfte gewinnen an Einfluss. Dieser beinahe universelle Trend beunruhigt mich.

Was spüren Sie – Angst, Wut, Traurigkeit?
Es ist Wut mit einem Schuss Angst. Wut, weil es eine große Anstrengung war und viel Kraft gekostet hat, die Gesellschaft und die Werte nach dem Krieg und nach dem Holocaust wieder aufzubauen. Und es ist eben Angst, dass dieser Prozess nicht nur gestoppt, sondern zerstört wird. Traurigkeit ist es nicht. Denn das würde eine gewisse Hilflosigkeit bedeuten und die gibt es nicht. Man kann etwas dagegen tun. Und einige Staaten kämpfen auch dagegen an. Insbesondere in Deutschland sehe ich das. Aber Länder wie Ungarn sind schwieriger. Dort findet eine extreme Werteverschiebung statt. Und wir wissen auch noch nicht, was der Brexit genau bedeuten wird für die europäische Entwicklung. Insgesamt steht die Europäische Union deshalb vor einer ungewissen Zukunft – und das ist nicht gut.

Aber was kann man gegen diese Entwicklung tun?
Es ist vielleicht naiv, aber ich glaube an Bildung. Wir müssen Führungskräfte ausbilden, junge Leute, in Schulen, Unternehmen, Politik, in der Gesellschaft insgesamt, die diese beschriebene Verantwortung kennen und tragen. Es sind die, die die Erinnerung weitergeben und die Relevanz herausstellen. Dafür haben wir von Yad Vashem schon einige Kooperationen auch mit deutschen Schulen, aber wir brauchen mehr.

Wie sieht es mit Kooperationen in Berlin aus?

Über 3000 Lehrer und politische Entscheider haben in den vergangenen 15 Jahren an Seminaren in Yad Vashem teilgenommen. Es gibt mittlerweile enge Kooperationen mit zehn Bundesländern in Deutschland. Im September 2016 traf sich eine Delegation der Europäischen Abteilung von Yad Vashem mit Vertretern des Berliner Senats. Und am 26. Juni wird in Berlin im Haus der Wannseekonferenz eine gemeinsame Absichtserklärung zur Bildungskooperation von der Senatorin Scheeres und unserem Direktor Gevir unterzeichnet. Bei diesen Seminaren geht es nicht nur um die Geschichte des Holocaust, sondern auch darum zu vermitteln, was überhaupt Antisemitismus ist. Manche argumentieren in Diskussionen antisemitisch und wissen es gar nicht.

Herr Shalev, Sie sind seit 1993 Präsident von Yad Vashem, was hat sich in dieser Zeit am meisten verändert?

Auch da spielt Bildung eine wichtige Rolle. Wir haben bis in die 90er Jahre hinein den Holocaust vor allem als historisches Ereignis vermittelt. Da ging es um Wissen. Doch der Holocaust berührt heute noch so viele Lebensbereiche, dass es eben kein isoliert historisches Ereignis ist, sondern noch heute Einfluss ausübt. Das zu vermitteln, macht sich Yad Vashem zur Aufgabe. Heute haben wir eine richtige Schule und vermitteln Wissen.

Wie hat sich aber das Erinnern in dieser langen Zeit verändert?

Wir haben in Yad Vashem einen entscheidenden neuen Weg gewählt. Denn es geht um Dokumentation und darum, den Opfern Namen, Gesicht und Geschichte zurückzugeben. Zunächst ging es recht schleppend voran, Namen und Geschichten zu sammeln und zu dokumentieren. Dann haben wir unsere Methodik verändert, so dass wir heute die Namen und zum Teil auch die Schicksale von 4,7 Millionen ermordeten Juden kennen. Und ich bin optimistisch, dass wir die Fünf-Millionen-Grenze auch noch schaffen. Bis vor einigen Jahren ging es noch darum zu zeigen, was die Nazis uns angetan haben. Jetzt geht es auch darum, Namen und Gesichter der Opfer zu zeigen.

Was ist die nächste große Aufgabe?
Es kommt jetzt ganz entscheidend darauf an, die Geschichten der noch lebenden Holocaustüberlebenden zu sichern mit Videos und Dokumenten. Denn die Erinnerung wird sich verändern, wenn alle Überlebenden tot sind.

Was glauben Sie, wie wird man sich in 50 Jahren an den Holocaust erinnern?
Schwer vorherzusagen. Ich bin überzeugt davon, dass man sich auch in 50 Jahren noch an den Holocaust erinnern wird, die Frage ist nur, wie. Die Frage ist nur, ob der Holocaust ein historisches Ereignis sein wird wie jedes andere oder ob es als ein wirklich relevantes, einschneidendes Ereignis wahrgenommen wird. Es gibt in Europa, aber auch weltweit genug Kräfte, die die Erinnerung wachhalten. Aber auch genug Figuren, die dagegen ankämpfen. Und die kommen von der extremen Rechten und der extremen Linken.

Muss Yad Vashem präsenter sein – auch in Deutschland?

Einerseits ja. Wir brauchen mehr Partnerschaften und Kooperationen. Aber andererseits sollte nicht der Eindruck entstehen, dass nur Yad Vashem für das Erinnern zuständig ist und sich um den Holocaust und seine Folgen kümmert. Wir können Motor, Informations- und auch Inspirationsquelle sein. Aber die Aufgabe, sich zu erinnern, Lehren zu ziehen, fällt uns allen zu.

Vom Ringen um die Entschädigung jüdischer Kinderüberlebender

Rüdiger Mahlo
Repräsentant in Deutschland von: „The Claims Conference on Jewish Material Claims Against Germany".

Ein anhaltender, markerschütternder Schrei gellt durch den Veranstaltungssaal des Centrum Judaicum, wo an diesem Mittwoch, dem 27. August 2014, mehr als 200 Betroffene, Experten und Interessierte aus Politik und Verwaltung zu einem Symposium über jüdische Kinderüberlebende zusammengekommen sind. Ein Schrei nach Hilfe? Ein Schrei der Befreiung? Ein Schrei nach Aufmerksamkeit? Mit ihrem gellenden Schrei wollte Yoella Har-Shefi nach eigenem Bekunden das Auditorium wachrütteln und auf das Thema der jüdischen Kinderüberlebenden aufmerksam machen, die jahrzehntelang geschwiegen hatten.

Die 1935 in Warschau geborene Yoella hat den Holocaust als Kind überlebt. Ihre Eltern wurden in Treblinka ermordet. 1946 kam sie nach Israel, wo sie bis heute lebt. Werten wir Yoellas Schrei als symptomatisch für den stummen Schrei so vieler anderer jüdischer Kinderüberlebender! Die meisten Child Survivors haben ihr Leben lang unter gravierenden posttraumatischen Störungen gelitten. Die Traumata haben ihr ganzes Leben überschattet und kehren gerade jetzt im Alter in Form physischer und psychischer Krankheiten mit vielfacher Wucht zurück. Ihr kollektiver Schrei jedoch wurde lange nicht gehört.

Die besondere Problematik der jüdischen Kinderüberlebenden

Diese Problematik wurde erstmals im Jahr 2005 an die Claims Conference herangetragen. Insbesondere die World Federation of Jewish Child Survivors of the Holocaust, das Center of Organizations of Holocaust Survivors in Israel sowie die israelische Organisation Yesh trugen ihre Ansprüche vor. Die Claims Conference hat das Anliegen der Child Survivors in ihren Forderungskatalog aufgenommen und als offenen Punkt auf die Agenda ihrer Folgeverhandlungen mit der deutschen Regierung gesetzt.

Seit jener Zeit hat sich die Claims Conference stets als Anwältin und Vorkämpferin für die Interessen der Child Survivors verstanden. In ihren Gesprächen und Verhandlungen mit der Bundesregierung hat sie das Thema immer wieder mit großem Nachdruck vorgetragen. Wieder und wieder hat sie auf der Arbeitsebene ebenso wie bei den offiziellen Verhandlungsrunden den deutschen Regierungsvertretern die spezifischen Auswirkungen der nationalsozialistischen Verfolgung auf die Kinderüberlebenden vor Augen geführt.

Um den Anliegen und Ansprüchen auch organisationsintern Geltung zu verleihen, wurde die supranational tätige World Federation of Jewish Child Survivors of the Holocaust 2009 als Mitglied in den Board of Directors der Claims Conference aufgenommen. Damit hat sich die Anzahl der Mitgliedsorganisationen des Dachverbandes auf 27 internationale jüdische Organisationen erhöht. Mit Stefanie Seltzer und Max Arpels Lezer vertreten seitdem zwei profilierte Vorkämpfer die Interessen der Kinderüberlebenden im Board of Directors der Claims Conference.

Verhandlungen mit der Bundesregierung

Im Rahmen einer eigens eingerichteten Arbeitsgruppe mit dem deutschen Finanzministerium wurden alle Aspekte der Verfolgung und der spezifischen Nachwirkungen erörtert. Historische, medizinische und psychologische Gutachten wurden von der Claims Conference erstellt oder bei namhaften Experten eingeholt und vorgelegt. Trotz aller Anstrengungen stießen diese Bemühungen bei den deutschen Gesprächspartnern über Jahre hinweg auf wenig Gegenliebe. Die Vertreter des Finanzministeriums argumentierten, dass die meisten Child Survivors in der Vergangenheit bereits eine Entschädigung aus deutscher Quelle erhalten hätten oder in Form einer Rente noch erhielten. Man verwies auf das Bundesentschädigungsgesetz, auf Leistungen des israelischen Finanzministeriums, den Artikel 2 – Fonds und den Hardship Fund. Unter keinen Umständen waren die deutschen Regierungsvertreter bereit, sogenannte Doppel- oder Mehrfachentschädigungen zu leisten.

Die strategische Maxime der Claims Conference musste deshalb lauten, dass der unwiederbringliche Verlust der Kindheit ein Alleinstellungsmerkmal für die Verfolgtengruppe der Kinderüberlebenden war und als solcher bisher nicht entschädigt worden war. Es galt, das Bewusstsein der Verhandlungspartner dahingehend zu schärfen, dass die psychosozialen Langzeitfolgen des Holocaust bei den Child Survivors bleibende Spuren hinterlassen hatten. Diese Tatsache musste analysiert, aufbereitet, kommuniziert und überzeugend vermittelt werden.

Um zielführende Verhandlungen mit der Bundesregierung führen zu können, war es ferner erforderlich, die Gruppe potentiell Berechtigter zu definieren. Auch hierbei setzte die Claims Conference auf eine enge Abstimmung und Zusammenarbeit mit den internationalen Child Survivor-Verbänden. Auf dieser Grundlage wurde zum Beispiel die Altersgrenze von 16 Jahren bei Ende der Shoah definiert. Mithin galt als Kinderüberlebender des Holocaust, wer am 1. Januar 1928 oder danach geboren worden war.

Wie so oft in Entschädigungsfragen birgt auch diese Ausschlussfrist besondere Härten für diejenigen, die sie knapp verfehlen oder deren Verfolgung deutlich früher begann als in anderen Fällen. Ohne eine definierte Zielgruppe wäre jedoch ein Verhandlungserfolg nicht möglich gewesen. Mitunter wurden auch von Seiten der Verfolgtenverbände materielle Erwartungen vorgetragen, die de facto keine Chance auf Realisierung hatten. Eine Öffnung des BEG (Bundesgesetz zur Entschädigung für Opfer der nationalsozialistischen Verfolgung; kurz: Bundesentschädigungsgesetz) zum Beispiel wäre für die deutschen Verhandlungspartner nicht vorstellbar gewesen.

Zu den Gesprächen mit der Bundesregierung zog die Claims Conference internationale Experten hinzu. Tiefen Eindruck etwa hat der Vortrag von Dr. Nathan Durst sel. A. hinterlassen. Bei einer Sitzung der Arbeitsgruppe im Bundesministerium der Finanzen zeigte er die Auswirkungen der Shoah auf die schutzlosen Kinderseelen auf. Nathan Durst – selbst ein Kinderüberlebender aus den Niederlanden – war einer der Wegbereiter und Pioniere der wissenschaftlichen Erforschung posttraumatischer Stresssyndrome bei Kindern, insbesondere bei Kinderüberlebenden des Holocaust. Seine eindringlichen und zugleich einfühlsamen Analysen der früh- und kleinkindlichen Psyche haben deutlich gemacht, welch gravierende Traumata und bleibende Ängste die Kinderüberlebenden davongetragen haben. Insbesondere konnte er veranschaulichen, dass posttraumatische Stresssyndrome die Child Survivors zeitlebens begleiten und gerade im fortgeschrittenen Alter wieder verstärkt aufbrechen. Vor allem durch seine Arbeit bei der israelischen Hilfsorganisation AMCHA, die sich der Therapierung von Langzeittraumata bei Holocaustüberlebenden widmet, konnte Nathan Durst beeindrucken. AMCHA ist eine der vielen Einrichtungen für Überlebende in Israel, die seit langen Jahren von der Claims Conference gefördert und finanziell unterstützt werden.

Symposium 2014 zum Thema der verlorenen Kindheit – und Resultate

Von größter Wichtigkeit war es, den Child Survivors in Deutschland ein öffentliches Podium zu geben und das Thema in den Fokus der Öffentlichkeit zu rücken. Der 27. August 2014, der Tag, an dem Yoella ihren Schrei ausstieß, war ein guter Tag für die jüdischen Child Survivors. Die Claims Conference hatte an diesem Tag ein ganztägiges Symposium „Jewish Child Survivors. Lost Childhood" im Centrum Judaicum, der früheren Synagoge Oranienburger Straße, mitten im Herzen des alten jüdischen Berlin, organisiert. Erstmals stand das spezifische Leid der Kinderüberlebenden im Fokus einer öffentlichen Veranstaltung in Deutschland. Ausgewiesene internationale Experten analysierten das Schicksal der Kinderüberlebenden im Hinblick auf Ursachen und Nachwirkungen. Dabei kamen Historiker, Psychologen und vor allem Betroffene zu Wort.

In Absprache mit führenden Vertretern der internationalen Child Survivors Verbände waren Konzept und

Umsetzung koordiniert worden. Max Arpels Lezer und Dr. Philipp Sonntag standen dem Organisationsteam der Claims Conference dabei mit Rat und Tat zur Seite. In jeder Phase der Vorbereitungen stand die Idee zuoberst, den Child Survivors selbst ein öffentliches Podium zu bieten, um über ihr Schicksal zu sprechen. Auch Vertreter der deutschen Politik und der verschiedenen Ressorts, insbesondere des Ministeriums der Finanzen, waren bei der Veranstaltung anwesend.

Besonders beeindruckend und menschlich zutiefst bewegend waren die Zeitzeugengespräche, die Esther Schapira, Chefredakteurin für Politik des Hessischen Rundfunks, auf einfühlsame Weise mit den Überlebenden Max Arpels Lezer, Danny Chanoch, Yoella Har-Shefi, Aviva Goldschmidt und Jona Laks führte. Allen Gesprächsteilnehmern gemeinsam war, dass der Holocaust sie in all den Jahren nach dem Zweiten Weltkrieg nie aus seinen Fesseln gelassen hat – kein Tag ihres Lebens, an dem die Erinnerung an die Shoah nicht präsent war.

Fundierten fachwissenschaftlichen Input brachten Dr. Martin Auerbach (AMCHA), Avi Blumenfeld (Claims Conference), Dr. Kurt Grünberg (Sigmund-Freud-Institut), Prof. Dr. Robert Krell und Prof. Dr. David de Levita ein.

In Anwesenheit von Werner Gatzer, Staatssekretär im Bundesministerium der Finanzen, sprach Roman Kent, der Schatzmeister der Claims Conference, den viele Child Survivors als ihren Mentor betrachten, ein Grußwort. Botschafter Stuart Eizenstat, Chief Negotiator der Claims Conference, resümierte abschließend die Veranstaltung und unterstrich den berechtigten Anspruch der Kinderüberlebenden.

Der Präsident der Claims Conference, Julius Berman, erklärte damals der Öffentlichkeit:

> Die Kinder mussten die traumatische Trennung von den Eltern erleiden, mussten unvorstellbare Grausamkeiten mit ansehen, litten an Unterernährung und Hunger und erlebten anderweitige Verfolgung, die ihre Kindheit zerstörte. Das alles kumulierte in seiner Wirkung und führte zu Langzeitproblemen, deren Symptome bei den Überlebenden erst jetzt im fortgeschrittenen Alter zu Tage treten.

Aber auch die Wahrnehmung der Kinderüberlebenden durch ihr privates und gesellschaftliches Umfeld hat sich in erheblichem Maße auf die psychosoziale Disposition dieser Verfolgtengruppe ausgewirkt. Child Survivors wurde oftmals die Anerkennung ihres persönlichen Leids versagt. Selbst NS-Opfer, die den Holocaust als Jugendliche oder junge Erwachsene durchlitten hatten, sprachen den Kinderüberlebenden die Leidensfähigkeit ab, da sie zu jung gewesen seien, um die Erfahrungen der Verfolgung bewusst erlebt zu haben und diese nicht erinnern und einordnen könnten.

Das wiederum hatte häufig zur Folge, dass Eltern oder Pflegefamilien für unmündige Kinderüberlebende oft keine Anträge auf NS-Entschädigung stellten. Dabei stellt die materielle Entschädigung immer auch eine moralische Anerkennung dar, die vielen Child Survivors so vorenthalten wurde. Ebenso hatten die deutschen Entschädigungsbehörden den Kinderüberlebenden Entschädigungsansprüche versagt, weil sie posttraumatische Störungen entweder dem Grund nach nicht anerkannten oder im Einzelfall als irrelevant betrachteten. Kapitalentschädigungen kamen zudem oft nicht den Kindern zugute, sondern verblieben bei den Eltern oder wurden von pflegenden Personen und Einrichtungen einbehalten.

Für die meisten Child Survivors hat die Bewusstseinsbildung, einer besonderen Opfergruppe von NS-Verfolgten anzugehören, erst im fortgeschrittenen Alter eingesetzt. Mit dem Austritt aus dem aktiven Erwerbsleben und der Selbstständigkeit der eigenen Kinder konzentrierte sich die Gefühls- und Gedankenwelt wieder verstärkt auf den eigenen Kosmos. Die altersbedingte Rückbesinnung auf die eigene physische und psychische Disposition führt bei Holocaustüberlebenden – anders als bei anderen Vergleichsgruppen dieser Alterskohorte – dazu, dass die Leiden und Schrecken der Erlebnisse während der Shoah immer stärker ins Bewusstsein drängen. Viele Child Survivors erleben dies als eine Retraumatisierung. Was in jüngeren Jahren oft unter einer Decke des Schweigens und dem Wunsch nach Vergessen nebulös verborgen war, drängt jetzt an die Oberfläche. Das erklärt, weshalb viele Vereinigungen und Zusammenschlüsse jüdischer Kinderüberlebender erst in den beiden letzten Jahrzehnten des vergangenen Jahrhunderts und in der ersten Dekade des 20. Jahrhunderts ins Leben gerufen wurden.

Um das Thema zu illustrieren und in den Fokus der Öffentlichkeit zu bringen, hat die Claims Conference eine Tafelausstellung über die verlorene Kindheit der jüdischen Child Survivors erstellt. Die Ausstellung wandert bis heute durch Deutschland und Europa und stößt bei den Besuchern auf reges Interesse. Zuletzt wurde sie anlässlich des Internationalen Holocaust-Gedenktages am 27. Januar 2017 in der Frankfurter Paulskirche gezeigt. Auch bei der pädagogischen Erinnerungsarbeit hat sich die Ausstellung bestens bewährt.

Von großer Wichtigkeit war die Entscheidung der World Federation of Jewish Child Survivors of the Holocaust, ihre Jahrestagung 2014 in Berlin abzuhalten. Die

Claims Conference hat die Child Survivors in diesem Entschluss nachhaltig bestärkt. Die Tagung fand im Vorfeld des Symposiums und der Verhandlungen mit dem Bundesministerium der Finanzen statt. Während dieser einen Woche im August 2014 war das Schicksal der jüdischen Kinderüberlebenden in den Medien omnipräsent und wurde von der deutschen Öffentlichkeit wahrgenommen. Mehrere Hundert Child Survivors und ihre Nachkommen waren der Einladung nach Berlin gefolgt. Für viele war es kein einfacher Schritt, in das Land der Täter zu reisen, in jene Stadt, in der der industrielle Völkermord mehr als 70 Jahre zuvor beschlossen worden war.

Das Treffen der World Federation of Jewish Child Survivors bot der Claims Conference Gelegenheit, alle wichtigen Stimmen der Child Survivors an einen Tisch zu bringen und die Strategie und Rahmenbedingungen für eine Einigung mit der Bundesregierung abzustimmen. Einvernehmlich wurde bei diesem Round Table beschlossen, dass eine Einmalzahlung, die über 2.000 Euro lag, akzeptiert werden könne.

Das lange, unbeirrte Ringen der Claims Conference hatte bei den Verhandlungen am 28. August 2014 endlich Erfolg: Mit der Bundesregierung konnte eine Entschädigungsleistung für jüdische Kinderüberlebende vereinbart werden. Es wurde die Einrichtung eines Sonderfonds für jüdische Kinderüberlebende beschlossen.

Jüdische NS-Verfolgte, die am 1. Januar 1928 oder danach geboren wurden und die in einem Ghetto oder in einem Konzentrationslager waren, oder im Versteck, in der Illegalität oder unter falscher Identität überlebt haben, sind demnach im Rahmen eines Sonderfonds für Child Survivors (CSF) entschädigungsberechtigt. Die Entschädigung wird als Einmalzahlung in Höhe von

2.500 Euro geleistet in Anerkennung für den Verlust der Kindheit durch die NS-Verfolgung. Der Fonds hat am 1. Januar 2015 seine Tätigkeit aufgenommen. Weit mehr als 70.000 Kinder-überlebende konnten bis heute eine Entschädigungszahlung von der Claims Conference erhalten. Einer zeitlichen Befristung unterliegt die Antragstellung an diesen Fonds nicht.

Bereits im Vorfeld des offiziellen Starts des Fonds am 1. Januar 2015 hat die Claims Conference diejenigen Überlebenden, für die sie aufgrund früherer Entschädigungsverfahren eine Berechtigung im Child Survivor Fund vermuten konnte, proaktiv, persönlich und schriftlich über die Einrichtung des Fonds informiert. Denjenigen, die in der Vergangenheit ihr Verfolgungsschicksal bereits nachgewiesen hatten, wurde ein Kurzantrag zugestellt, der unkompliziert auszufüllen war. Den meisten Antragstellern blieb so erspart, sich neuerlich um Nachweise und Unterlagen kümmern zu müssen.

Aufgrund des zügigen Verfahrens war die erste Rate, die das Bundesfinanzministerium für das Jahr 2015 zur Verfügung gestellt hatte, bereits im Mai 2015 erschöpft. Intensiv hat sich die Claims Conference darum bemüht, dass die Gelder, die vom Finanzministerium für die Folgejahre budgetmäßig eingeplant waren, bereits zu einem früheren Zeitpunkt freigestellt werden sollten. Das ist mit Hilfe des Finanzministeriums gelungen, so dass bis heute weit über 70.000 Anträge zur Auszahlung gebracht werden konnten. Mit der Einrichtung des Child Survivor Fund wurde das Schicksal der jüdischen Kinderüberlebenden erstmals als eigener, entschädigungsfähiger Verfolgungstatbestand von der Bundesregierung anerkannt.

Viele Child Survivors berichten heute als Zeitzeugen in Schulen und anderen Bildungseinrichtungen. Mit ihrem

Engagement erweisen sie gerade den nachgeborenen Generationen unschätzbare Dienste. Wir alle sind Ihnen dafür zu Dank und größter Anerkennung verpflichtet, denn sie sind die letzten Zeit- und Augenzeugen der unfassbaren Verbrechen am jüdischen Volk.

Überlebt ja, aber gelebt?

Yochanan Ron Singer
Vorsitzender des Verbandes „Verlorene Kindheit – Kinderüberlebende des Holocaust", in Israel.

Wir Child Survivors (Überlebende, die während des Holocaust Kinder waren) haben die Verfolgung der Nazis bis 1945 überlebt. Was wir seitdem versucht haben, ist zu leben. Was wir erwartet hatten und im Grunde weiter erwarten, ist, dass Deutschland die Gelegenheit ergreift, uns Überlebende so gut wie möglich zu unterstützen. Leider geschah dies nicht! Es gab hilfreiche, sehr begrenzte Unterstützung, die Verhandlungen dazu wurden hart und oft mit Erbitterung geführt.

Was war, was ist eigentlich los in Deutschland?

Wir Child Survivors in Israel haben uns mit wachsender Verzweiflung gefragt, was eigentlich in Deutschland nach 1945 und bis jetzt geschehen ist: Was hat es so mühsam gemacht, unsere Leiden, insbesondere die Folgen der Traumata anzuerkennen und entsprechende Entschädigung zu leisten? Den Anfang setzten Adenauer und Ben Gurion gemeinsam, beide aus eigenen politischen Interessen. Was aber geschah in den oft zähen Verhandlungen von Claims Conference (und anderen) mit den deutschen Behörden? Beamte haben den Reflex, Geld zu sparen – hinzu kam, dass viele Altnazis als hochbezahlte Beamte in den Behörden versuchten, Zahlungen an Juden stark zu begrenzen. Wie konnte das geschehen? Ein erster Ausgangspunkt aus der Zeit nach 1945 ist das Versagen der Alliierten, den Faschismus wirkungsvoll einzudämmen:

> Die Diskrepanz zwischen Anspruch und Wirklichkeit, die sich in der amerikanischen Zone im Laufe der Entnazifizierung ergab, war gewaltig. Dreizehn Millionen Menschen vom vollendeten 18. Lebensjahr an hatten ihre Fragebogen ausgefüllt, knapp ein Drittel der Bevölkerung erwies sich daraufhin als vom Befreiungsgesetz betroffen. Etwa zehn Prozent wurden dann von einer Spruchkammer tatsächlich verurteilt. Und tatsächliche Strafen oder Nachteile von Dauer erlitt weniger als ein Prozent der zu Entnazifizierenden überhaupt.[1]

„Weniger als ein Prozent", eine interessante Zahl. Könnte es sein, dass die „Wiedergutmachung" entsprechend nur wenige Prozent des erlittenen Schadens ausmachte? Lässt sich das einigermaßen objektiv fassen? Dazu hatte ich mir seit Jahrzehnten systematische Forschungen gewünscht, was „Wiedergutmachung" überhaupt sein kann. Ich kann hier nur versuchen anzudeuten, was für Themen für Institute der Soziologie, der Volkswirtschaft usw. grundlegend sein könnten – und längst sollten.

Und doch wird rasch deutlich, dass quantitative Messversuche, etwa der Ansatz: den erlittenen Schaden mit der „Wiedergutmachung" in Geld zu vergleichen, der eigentlichen Tragödie nicht gerecht werden könnte. Die Realität ist bitter, bereits eine kurze Notiz in Wikipedia zum Bundesentschädigungsgesetz vom 1. Oktober 1953 deutet dies an:

> Ein erster Versuch, die Prinzipien des Überleitungsvertrags in Bundesrecht umzusetzen, war das Bundesergänzungsgesetz (BErG) vom 1. Oktober 1953.

---

1 Wolfgang Benz: Besatzungsherrschaft und Neuaufbau im Vier-Zonen-Deutschland, München 1986, 4. aktualisierte Ausgabe 2005, S. 181.

Es traf eine bundeseinheitliche Regelung für die Entschädigung der an Leben, Körper und Gesundheit, Freiheit, Eigentum und Vermögen erlittenen Einbußen. Allerdings waren nur deutsche Staatsangehörige antragsberechtigt; zudem mussten sie ihren Wohnsitz in Westdeutschland haben. In dem Gesetz wurde die Entschädigungssumme auf fünf Mark pro Tag „Freiheitsentzug", der in einem KZ, Ghetto oder Zuchthaus verbracht wurde, festgelegt.[2]

Fünf Mark pro Tag, das ist spontan gefühlt sehr, sehr weit unter dem bis 1945 erlittenen Schaden. Es ist bekannt, wie brutal zunächst Juden enteignet wurden, wie die Verluste von Arbeitsplätzen und die ungeheuerlichen Rechtsverluste sich auswirkten, gar nicht zu sprechen von den Deportationen und Massenvernichtungen. Da wird deutlich, dass jegliche „Wiedergutmachung" nur eine kleine Geste, eine kleine Hilfe zur Linderung der weiteren Leiden nach 1945 sein kann.

Die Schäden waren psychisch und finanziell. Allein schon für letzteres (Enteignung usw.) wäre es interessant, dies volkswirtschaftlich grundlegend zu untersuchen, dies ist aber nicht mein Erfahrungsbereich. Noch dazu: Die emotional stark empfundenen Leiden bei den Child Survivors haben außerdem weitere Folgeschäden, durchaus auch mit weiterer wirtschaftlicher Auswirkung bei den Opfern, für die man eigentlich ebenfalls „Wiedergutmachung" erhalten müsste.

Weiter kommt noch hinzu, dass die psychischen und materiellen Leiden vieler Child Survivors jetzt, im hohen

---

2 Zitiert aus Wikipedia: „Deutsche Wiedergutmachungspolitik", dort findet sich eine Fülle von Literaturhinweisen zur Vertiefung. Siehe: https://de.wikipedia.org/wiki/Deutsche_Wiedergutmachungspolitik, Zugriff: 3.10.2017.

Alter, besonders hoch sind. Das steht genau im Gegensatz zur Schlussstrich-Mentalität in Deutschland.

Was ich hierzu für Israel beobachte, dürfte in anderen Ländern ebenso auffällig sein – Child Survivors in Israel kommen ja aus vielen Ländern. Ich berichte dabei in einer kurzen Übersicht über Ergebnisse von Studien aus Israel.

Verschüchterte Kinder – zutiefst geschockt

Child Survivors kamen seit 1945 mit ganz unterschiedlichen Erfahrungen nach Israel. Zahlreiche Forschungen in Israel zeigen, dass diejenigen, die den Holocaust als Kinder erlebten, mit hohem Risiko später im Leben an Depressionen, Ängsten, seelischer Instabilität, Schlaflosigkeit und Psychosen erkranken. Beträchtliche Effekte auf die subjektive Erlebniswelt des geretteten Kindes sind festgestellt worden, die sich als Identitätsprobleme und Empfindungen von Einsamkeit und Entfremdung manifestieren. Die Vielfalt der intensiven körperlichen Krankheiten ist gleichermaßen erschreckend. Die Überlebensraten bei solchen oft bösartigen Erkrankungen sind deutlich niedriger als beim Rest der Bevölkerung. Hinzu kommt, dass Kinder von Müttern, die während der Schwangerschaft an Hunger und seelischer Belastung gelitten haben, oft mit Untergewicht geboren wurden und als Erwachsene lebensgefährdende Krankheiten entwickeln können.

Jene Überlebenden, die während der Zeit des Holocaust Kinder waren, genau die blieben auch danach seine leisesten Opfer und damit die am meisten vergessenen. Diese Kinder, die ihre Kindheit im Holocaust verloren haben, klagen die Regierung der Bundesrepublik Deutschland an, wegen geraubter Kindheit mit schrecklichen Folgen bis heute!

Die Welt der Kinder während des Holocaust innerhalb einer mit Schmerzen, Furcht und Mord durchtränkten Wirklichkeit war höchst tragisch. Ihre Aussagen, Erinnerungs- und Tagebücher und die Forschung haben aufgezeigt, wie schon zu Beginn der antijüdischen Politik der Nazis es zuerst die Kinder waren, die mehr als jede andere Altersgruppe Gefahren und Verfolgungen ausgesetzt waren. Danach, in den ersten Jahrzehnten nach 1945, war es aber die politisch und wissenschaftlich etablierte Meinung, dass Kinder die Grausamkeiten der Nazi-Verfolgung „noch nicht" hätten verstehen und einordnen können und dass sie sich an nichts erinnern würden und es so auch keine Langzeitfolgen gäbe.

Inzwischen ist längst erwiesen, dass Kinder zutiefst geschockt waren – aber aus der Notwendigkeit heraus, sich zu verstecken, unauffällig zu sein, um eine Überlebenschance zu haben, waren die überlebenden Kinder nach 1945 weiterhin bemüht, sich extrem zurückzuhalten, Leiden für sich zu behalten. Bei den ersten Verhandlungen der Claims Conference mit der deutschen Regierung wurden die enormen Bedürfnisse der Child Survivors daher übersehen und danach war es schwierig, sie wenigstens einigermaßen zur Geltung zu bringen. Eine typische Ursache war mit, dass die weitgehend aus den USA stammenden Akteure der Claims Conference zumeist weniger drastische Verfolgungen erduldet hatten als jene in Europa. Viele waren frühzeitig ausgewandert.

Die Kinder sind ihrer „glücklichen Jahre der Kindheit" beraubt worden. Das geschah in der Phase ihres Lebens, in der Kinder eigentlich geliebt und geschützt werden müssen. Sie sollten Zutrauen zu ihrer Umgebung finden, dabei gelegentlich auch einen gesunden Umgang mit Misstrauen lernen. Nur so kann die Persönlichkeit eines

Menschen geformt werden, und nur so lernt man, ein Familienmitglied, Lebensgefährte, Elternteil und Mitglied einer Gemeinde zu sein. Stattdessen erlebten die Kinder Jahre dauernder Alpträume, Furcht und Lebensgefahr. In der Phase ihres Lebens, in der sie aufrecht stehen, laufen, ja fliegen hätten lernen sollen, da konzentrierten sie sich aufs Kriechen und Verschwinden. Die wichtigsten Eigenschaften um erfolgreich leben zu können, waren nicht gelernt worden, stattdessen versuchten viele Opfer auch nach 1945 nicht gesehen, nicht gehört zu werden.

Hinzu kommen körperliche Schäden als Ergebnis der Hungersnot und extremen Mangelzustände mit Auswirkungen bis ins Alter und die Schäden, dass Child Survivors mangels Ausbildung oft schlechte Jobs und geringe Renten erreicht haben – viele sind deshalb verarmt. Eine „Wiedergutmachung" ist niemals auch nur einigermaßen angemessen gelungen. Aber die schlimmsten Nazis, zivil wie militärisch, waren und sind bis heute als hohe Beamte abgesichert und haben die höchsten Pensionen – allein schon deshalb ist jegliche Behauptung, es sei kein Geld für Child Survivors verfügbar, für Deutschland absurd und peinlich.

Respekt, Umgangsformen und Therapie

Martin Auerbach und Natan P. F. Kellermann

Dr. Martin Auerbach ist Psychiater und Psychotherapeut. Seit 1993 ist er bei AMCHA/Israel aktiv, seit 2007 ist er dort der Klinische Leiter.

Dr. Natan P. F. Kellermann ist ein Spezialist für Psycho- und Sozial-Drama. Seit 1996 war er für verschiedene Aufgaben bei AMCHA/Israel zuständig, aktuell als Direktor der Forschung.

Für Child Survivors ist kennzeichnend, dass sie schwere seelische Erschütterungen und teils schwerwiegende körperliche Verletzungen erleiden mussten, genannt „Traumata“. Da dies zumeist über eine ungewöhnlich lange Zeit und ohne Aussicht auf Hilfe geschah, sind die Auswirkungen besonders stark, bis ins hohe Alter hinein. Es ist bekannt, dass diese Traumata und deren Auswirkungen auf die Child Survivors lange Zeit kaum bemerkt und beachtet wurden, sei es nun in der Wissenschaft, auf Behörden oder in der Politik. Aber wie ist es jetzt? Und was kann man jetzt tun?

Einmalig: Der Holocaust und seine Auswirkungen

Ein Merkmal des Holocaust ist, dass viele Überlebende nach 1945 nur wenig Verständnis und kaum Hilfe bekamen. Das ist ganz anders als bei sonst üblichen Traumata: An sich gehören Traumata – wie die Geburt, wie der Verlust einer Bezugsperson, wie ein Autounfall – zum Leben und sie geschehen „normalerweise“ zumeist in einem äußerst hilfsbereiten und fähigen Umfeld.

Zu den Aspekten bitterer Vergangenheit bei Child Survivors gehört, dass die meisten bis 1945 und noch jahrzehntelang danach ihre Leiden versteckt haben. Eigene Ängste und Belastungen überhaupt zu erwähnen, war vor 1945 höchst gefährlich und danach „höchst unerwünscht“. Das heißt, genau in dem Moment, in dem Child Survivors nach Befreiung von den Nazis eine starke Erwartung auf Verständnis, Trost, liebevolle Hilfe hatten, wurden sie ignoriert. Täter wie Mitläufer, auch sonst viele in Deutschland verdrängten die Gräueltaten. Sogar in Israel und sonst hieß es: „Ihr wart noch Kinder, ihr habt nichts von der Verfolgung mitbekommen oder gar verstanden, euch fehlt nichts.“ Es ist jedoch heute zweifelsfrei nachgewiesen, dass Child Survivors die ganze Zeit und besonders jetzt im hohen Alter stark leiden.

Die Vielfalt der Leiden und der Versuche zu helfen sind beeindruckend. Das verdeutlicht die Fachliteratur. In ihr wird immer eine Fülle von Fallberichten und Therapiebemühungen geschildert. Das erscheint oft zunächst als komplex und teils widersprüchlich, auflösbar nur durch Sorgfalt in den Details.

Es ist nicht möglich, in diesem Expertenband, ein derart umfassendes Bild auszubreiten. In diesem Artikel sollen daher gezielt zwei Anregungen gegeben werden:

1. Ein paar praktische Anhaltspunkte – natürlich mit Hinweis auf die besonderen Anforderungen – für den betreuenden Umgang mit Child Survivors
2. Hinweise auf ausgesuchte, relativ leicht erhältliche Fachliteratur zur Vertiefung.

Respekt

Nathan Durst[1] untersuchte die mit dem Alter einhergehenden Lebenserfahrungen, wie Krankheiten, Verluste, körperliche und seelische Beeinträchtigungen. Er hat betont, dass es bei Überlebenden der Shoah besonders gravierende seelische Einbrüche und Krisen gibt: Im Konzentrationslager bedeutete Krankheit und Schwäche meist den Tod. Unweigerlich rufen die Belastungen des Alters schlimme Erinnerungen wach. Dadurch belasten psychosoziale Spätfolgen der „geraubten Kindheit" die Betroffenen in „schier unsäglicher" Form.

Eine jeglicher Weg von der bitteren Vergangenheit zu einer besseren Zukunft ist für Shoah-Überlebende besonders schwer. Sie müssen versuchen etwas auszuhalten, das eigentlich gar nicht aushaltbar ist. Sie müssen erinnern und können nicht vergessen. Immer wieder drängen unerträgliche Erinnerungen an die Oberfläche, in die Wahrnehmung, in die Sprache, in den Körper – und in die sozialen Beziehungen. So lässt sie das Unerträgliche nicht zur Ruhe kommen, es wird in tiefere Seelenschichten verbannt, wo es kaum „ansprechbar" ist. Viele Betroffene ziehen sich stark zurück, versinken in Depression, verweigern sich selbst einem eigenen Leben – in besonders tragischen Fällen bis hin zum Selbstmord.

Dennoch, die Ansprechbarkeit des traumatisierten Menschen geht kaum jemals völlig verloren. Sie ist in jedem Einzelfall anders. Es gibt eine Vielfalt von Therapie-Ansätzen, aber es ist nicht leicht, sich in einer dem einzelnen Fall angemessenen Weise zu verhalten. Was alles das Leben des Opfers mitgeprägt hat zeigt sich

1 Nathan Durst: Psychotherapie mit Child Survivors der Shoah, in: Psyche – Zeitschrift für Psychoanalyse, Heft 64, 2010, S. 289–315.

zumeist erst nach und nach, so wird ein Therapeut zu hoher Flexibilität herausgefordert.

Umgangsformen

Zunächst ein Hinweis auf eine anschaulich gut nachvollziehbare Unterstützung. Als ein wertvoller Einstieg zum Sprechen im hohen Alter können Aufarbeitungen mit non-verbalen Aspekten hilfreich sein, besonders wenn Kinder im Holocaust noch nicht sprachfähig waren. Ein Beispiel ist: Szenisches Erinnern der Shoah[2].

Therapeutisch ist dies ein Versuch, eine Psyche auszugraben, die sich in eine traumatische Identität zurückgezogen hat und zunächst meint, sich vor jeglicher Einwirkung schützen zu müssen. Die Methode: Überlebende werden interviewt. Ihre emotionalen Reaktionen werden mit Text- und Videoaufnahmen analysiert. So können Psychoanalytiker zum Beispiel unbewusste Prozesse der Übertragung traumatischer Erfahrungen hin zu ihren Kindern herausarbeiten – und lindern.

Zugleich gilt, Child Survivors hoffen lebenslang verzweifelt auf eine bessere Zukunft. Ihr Ausgangspunkt ist unweigerlich die bittere Vergangenheit. Beim „Szenischen Erinnern" können sie in vielen Fällen das ihnen Zugefügte – womöglich zum ersten Mal – ihren Töchtern

2 Kurt Grünberg und Friedrich Markert: Child Survivors – geraubte Kindheit. Szenisches Erinnern der Shoah bei Überlebenden, die als jüdische Kinder oder Jugendliche Opfer der Nazi-Verfolgungen waren, in: Psyche – Zeitschrift für Psychoanalyse, Heft 70, Mai 2016, S. 411–440. Außerdem: Kurt Grünberg und Friedrich Markert: Todesmarsch und Grabeswanderung – Szenisches Erinnern der Shoah. Ein Beitrag zur transgenerationalen Tradierung extremen Traumas in Deutschland, im Tagungsband (2014) der ZWST: Betreuung und Belastung, S. 18–31.

und Söhnen emotional vermitteln. Diese Nachkommen können jedoch daraufhin ein Stück weit selbst zu „bewusst Leidtragenden" werden, zu Zeugen und ›Experten‹ der Inhalte solcher szenischen Inszenierungen.

Die Hoffnung auf eine bessere Zukunft ist keineswegs auf die Familie beschränkt. Extremes Trauma wird als individuelles und zugleich als soziales Trauma erlitten. Damit umzugehen ist schwer, denn es gibt eine Tendenz, Trauma zu individualisieren und es trotz offensichtlich aussagestarkem Wissen über die Täter dennoch selbst als eine Art eigenes Versagen wahrzunehmen. Damit wird oft jeglicher Blick auf eine bessere Zukunft versperrt. Es kann hilfreich sein, die bitteren Erfahrungen vor 1945 und auch die Frustrationen nach 1945 auszusprechen und dabei die eigenen Empfindungen, die eigene Wahrheit anerkannt zu bekommen.

Es ist von entscheidender Bedeutung, wie weit, wie gut sich Child Survivors in ihren Familien und generell in ihrem gesellschaftlichen Umfeld tatsächlich anerkannt und aufgehoben fühlen. Verletzen Therapeuten diese Anforderungen, dann verschließen sich die Child Survivors völlig und es kann kaum etwas erreicht werden. Umgekehrt, wenn nichts oder wenig erreicht wird, dann kann das verschiedenartige Ursachen haben und es ist geradezu therapeutische Detektivarbeit gefordert. Im Folgenden werden ein paar Ansatzpunkte genannt, zu denen eine Ausarbeitung verfügbar ist – teils werden im Folgenden auch spezielle Quellen aus diesem Text extra erwähnt[3].

---

3 Martin Auerbach: Mehrfache Traumatisierung, im Tagungsband (2011) der ZWST: „Nach dem Überleben" – Psychosoziale und medizinische Auswirkungen der Shoah auf die Generation der Child Survivors, S. 25–33.

Es stellte sich bei mehreren Untersuchungen heraus, dass Child Survivors hohe Widerstandsfähigkeit (Resilienz) haben können und dass sie im Alltag, im Beruf etwa, ähnlich erfolgreich sein können wie andere. Allerdings, wenn man nach Angstzuständen fragt, nach Alpträumen, dann sind diese bei Child Survivors stärker ausgeprägt.

Therapie

Eine therapeutische Herausforderung ist der Umgang mit „erschütterten Grundannahmen", wie sie von Ronnie Janoff-Bulman generell für Traumatisierte genannt wurden[4]: Dabei unterscheidet sie drei zielorientierte Grundannahmen und bei deren Erschütterung ist jeweils eine eigene Herangehensweise erforderlich:

1. Ich glaube, dass ich unverletzbar bin.
2. Die Welt ist bedeutungsvoll, verständlich und kontrollierbar.
3. Wir selbst empfinden uns als positiv und wertvoll.

Bei mehrfacher Traumatisierung sind diese Einstellungen weitaus schwerer erreichbar als bei „singulären", nur kurz einwirkenden Traumata. Letztere können zumeist nur vorübergehend ängstliche Reaktionen hervorrufen, etwa wenn jemand nach einem Autounfall im Straßenverkehr eine gewisse Anpassungszeit benötigt, um ohne oder mit geringer Nervosität wieder am Verkehr teilnehmen zu können.

Bei Child Survivors kann so eine Entspannung zumeist nur bedingt gelingen. Eine Chance kann die „posttraumatische Reifung" sein. Der Therapeut kann versuchen, anzuknüpfen an jegliche Form eines aktiven

4 Ronnie Janoff-Bulmann: Shattered Assumptions. Towards a New Psychology of Trauma, 1992.

Widerstands, der mitten in der Gefahr versucht wurde – nicht mit leichtsinnigen Selbstgefährdungen, sondern indem man sich einen – sei es noch so kleinen – eigenen Freiraum mit einer kleinen Aktion geschaffen hat. So hatte Bruno Bettelheim in Treblinka immer ein bisschen Brot auf die Seite gelegt, mitten im Hungern. Er konnte dann einem anderen Hungernden, Verzweifelten wenigstens ein quasi symbolisches Stückchen Brot geben.

Es kann sein, dass ein Child Survivor im Alter von 80 Jahren sich nervös, wütend, sogar spektakulär jähzornig verhält. Es liegt nahe, dass er in einer Therapiestunde keinerlei Geduld hat. Er ist ein „Kämpfer", eine Art Opfer-Typ, der sich bis in die Gegenwart hinein ungerecht behandelt fühlt, und gegen allzu vieles protestiert, womöglich bestärkt noch dadurch, dass er in einigen Fällen durchaus objektiv Recht hat. Nun konnte in so einem Fall eine behutsame Therapie für ihn aufdecken, dass er sich in einer Synagoge ruhiger, kooperativer verhielt und dass dieses Verhalten auch in anderen Situationen sein Leben wesentlich angenehmer gestalten kann.

Wo ist eine vernünftige Grenze? Worauf es hier ankommt ist Flexibilität: Wie kann ein Opfer selbst mit seinem Umfeld erträglich umgehen, unnötigen Streit vermeiden und sich doch Respekt verschaffen? Optimal ist, wenn Therapie helfen kann, sich zwischen Einstellungen zu bewegen, in einer für alle, auch für das Umfeld zielführenden Weise. Ähnlich wie in der globalen Gesellschaft, wie in den Umgangsformen der Weltinnenpolitik kommt es darauf an, den unnötigen, den alle unnötig belastenden Streit zu vermeiden.

Eine Fülle von Beobachtungen und Überlegungen zum Umgang mit Child Survivors durch eine große Anzahl von Wissenschaftlern zeigt:

- wie ein Therapeut mit großer Flexibilität der Herangehensweisen
- einer durch Traumata kleinen Flexibilität der Child Survivors

entgegenkommen sollte[5]. Daraus seien im Folgenden ein paar Eindrücke für ein Verständnis der Child Survivors genannt, für professionellen Umgang wäre ein Detailstudium nötig.

Bittere Zukunft?

Traumatisierend ist eine Erfahrung als Kind, dass andere mit brutaler Gewalt völlig über das eigene Schicksal bestimmen und dass man sich völlig zurücknehmen muss. Das ist ein Trauma, welches die Einstellung für das gesamte weitere Leben prägt. Man sieht natürlich, dass die unmittelbare Todesgefahr vorüber ist. Dennoch, allein schon im täglichen Daseins-Wettbewerb behindert der eigene Reflex, sich zurückzuhalten und eigene Interessen nicht mal zu nennen, die notwendige Selbstbehauptung. Therapien wirken daher teils mit Situationen, Szenen, Rollen, Phantasien usw. in denen quasi eingeübt werden kann, selbst überhaupt etwas zu tun, mit Aktivität ein Ziel zu verfolgen.

Typische Schäden erfordern spezielle Maßnahmen, um eine eigene, selbstständige Lebensgestaltung wenigstens zum Teil aufbauen zu können. Ein paar Beispiele:

- Ein Child Survivor hat geradezu „gelernt“, hilflos zu sein und sich auch so zu fühlen und dies obendrein

5 Nata P. F. Kellermann: Holocaust Trauma: Psychological Effects and Treatment, New York 2009; insbesondere: Chapter 3 – Holocaust Trauma – in Child Survivors, S. 53–68.

noch zu verbergen. Für so ein „gelerntes Opfer" gibt es keine Erwartung von Sicherheit. Was geschieht ist nicht voraussehbar. Ein Vertrauen auf womöglich günstige Lebensumstände fehlt. Nichts ist unter eigener Kontrolle, eigene Autonomie wurde nicht mal im Ansatz erlaubt. Therapeutische Aktionen können vermitteln, wie das Gelernte relativierbar, schließlich flexibel überwindbar ist – dazu braucht es viele Voraussetzungen, so eine sichere Umgebung, einen vertrauenswürdigen Betreuer oder Therapeuten, ein Gelingen eigener Aktionen in der Realität trotz aller Hürden.

- Eine innere Leere, ein Gefühl völlig verloren und vom Umfeld verlassen und aufgegeben zu sein, das kann die Betroffenen weitgehend lähmen. Hinzu können Schuldgefühle kommen, so als hätte man im Holocaust selbst versagt und sei zu Unrecht übriggeblieben, während nächste Verwandte und Bekannte ermordet wurden. So kann man als Opfer Jahrzehnte später weitgehend „von sich selbst isoliert" sein. Man hat quasi nicht wagen können als kleines, kindlich übermütiges Vögelchen aus dem eigenen Nest zu springen und zu fliegen – nun fühlt man sich schwer und unbeweglich und alles ringsum erscheint, wie vom Nest aus gesehen, in schwindelerregender Höhe. Therapeutischer Aufbau muss elementar und existenziell mit Geduld und Zuversicht dem Ich Chancen geben, sich schrittweise zu bewähren.
- Der Verlust eigener Angehöriger, die Notwendigkeit sich unter neuem Namen zu verstecken, oft in Kellern und größter Gefahr, vernichtet jegliches Vertrauen zur Welt und jegliche positive Zu-

kunftserwartung. So gibt es Probleme nach Heirat in eigenen neuen Familien. So kann die Übertragung (Transmission) auf die eigenen Kinder real erschreckend sein. Da gibt es drastische Berichte zum Beispiel von Alpträumen bei Nachkommen. Indem die Generationen einander über solche Belastungen informieren, können die Gefahren verringert werden. Therapeuten und Betreuer brauchen mehr Verständnis und Geduld als sonst. Hingegen kann selten mit Verständnis der finanzierenden Krankenkassen, Bezirksämter usw. gerechnet werden, denn Betreuungszeiten sind generell geregelt und politisch gewollt knapp. Teils gelingt trotzdem ein besonderes Engagement der Mitarbeiter von Sozialabteilungen im Einsatz (siehe Artikel von Wissgott-Moneta in diesem Buch). Ehrenamtliche Tätigkeiten können einen hohen Wert erlangen (siehe Artikel von Eva Nickel in diesem Buch).

- Weitere Folgen können die Opfer lähmen und verwirren, so etwa Identitätsprobleme. Wer in sehr jungem Alter einen neuen Namen in einer ihm unbekannten, teils mehr, teils weniger verständigen Familie annehmen musste, und wer dann später vielleicht sogar seinen natürlichen Eltern begegnet, die nun durch den Holocaust selber stark geschädigt sind, der zweifelt an sich selbst und an dem eigenen Ich, von dem aus eigene Aktionen möglich wären. Eine weitere Reaktion kann da Verdrängung mit weitgehendem Gedächtnisverlust sein, teils noch im hohen Alter verstärkt. Schließlich kapselt sich ein Opfer ab und jeglicher Versuch zu helfen wird enorm schwer.

Bei solchen Ausgangssituationen ist es eine Herausforderung, überhaupt eine Vorstellung einer besseren Zukunft zu gewinnen. Aber wenn es gelingt, kann es eine Befreiung sein, die mit dem Ausbruch eines lange ruhenden Vulkans vergleichbar ist.

Immer Praktikables!

Wer engagiert Hilfe leisten will, etwa ehrenamtlich, bringt vielleicht eine Naturbegabung mit und leistet höchst Wertvolles. Für professionelle Hilfe sind Fachberichte mit feinfühligen Hinweisen unverzichtbar. So steht es in der Einführung zu einem Buch über den fürsorglichen Umgang mit den alternden Child Survivors:

„Caring for Aging Survivors of the Holocaust"[6] wurde mit dem Ziel geschrieben, allen Personen, die sich um ältere Überlebende des Holocaust kümmern, dafür eine Anleitung zu geben und ein Gespür zu vermitteln. Diese Informationen sollen sowohl Familienmitglieder unterstützen als auch Experten im medizinischen Bereich und verschiedenartige Betreuer. Es kann nicht zu viel betont werden, wie wichtig es ist, über die Verluste der Überlebenden Bescheid zu wissen, während man zugleich niemals vergisst, ihre Leben zu feiern, zu zelebrieren. Die Beschäftigung mit Überlebenden des Holocaust ist eine Herausforderung und ein Privileg, dafür sind Wissen und Sensibilität unverzichtbar.

Eine typische Empfehlung aus diesem Buch ist, dass man immer die individuellen Stärken und das

---

6 Paula David, Sandi Pelly (eds.): Caring for Aging Holocaust Survivors: A Practice Manual,
Toronto: Baycrest Centre for Geriatric Care 2003. Zur Ergänzung siehe weitere Daten auf http://www.baycrest.org/HolocaustSurvivors/, Zugriff: 23.9.2017.

besondere Schicksal bei jedem Überlebenden des Holocaust berücksichtigen und anerkennen, ja mit Ehrfurcht behandeln soll.

Dazu muss man sich gut auskennen. Denn es gilt, was ein weiterer Buchtitel sagt: „Man sieht nur, was man weiß“[7]. In diesem Buch für die Praxis gibt eine „Trigger Tabelle“ (Trigger als Ingangsetzung eines unkontrollierten Gefühlsausbruches) eine Übersicht,

- welcher Auslöser (z. B. Ortswechsel)
- welche Reaktion (z. B. Angst) bewirken kann und
- welche Intervention (z. B. Vorbereitung, Vermeidung von Ortswechseln, welche das Opfer plötzlich überraschen) genau dafür hilfreich sein kann.

25 Auslöser werden unterschieden und der Nutzer wird aufgefordert, die Liste mit weiteren Trios von Auslösern mitsamt zugehörigen Reaktionen und passenden Interventionen zu ergänzen.

In diesem Praxis-Buch werden eine Reihe von Anhaltspunkten für eine bessere Zukunft genannt. So ist es eine Stützung und Stärkung älterer NS-Verfolgter im Alltag, wenn für sie geschützte Orte, zum Beispiel Wohnungen, bereitgestellt werden. Dies darf nicht plötzlich geschehen, nicht überraschend, sondern mit Vermittlung und Beistand, etwa beim Umzug. Child Survivors wollen nie wieder Ohnmacht, Abhängigkeit und Ausgeliefertsein erleben. Die meisten NS-Verfolgten fühlen sich im Alter mit anderen Verfolgten solidarisch und gut. Die Möglichkeiten, einander zu begegnen, sind daher wichtig.

---

7 Andrea Zielke-Nadkarni, Christina Hilgendorff, Sonja Schlegel und Märle Poser: „Man sieht nur, was man weiß“ – NS-Verfolgte im Alter. Fallgeschichten und Lernmaterialien, Frankfurt am Main 2009, insb. S. 191f. und S. 179ff.

In diesen Begegnungsräumen müssen sie sich nicht gegen kränkende Äußerungen schützen.

Der Umgang mit Behörden ist hingegen oft geprägt durch Misstrauen und Angst. Es gibt Beratungsstellen, die helfen können. Das ist oft nötig, denn etliche Behörden bemühen sich nicht um Kenntnisse über Child Survivors und dort gilt der bürokratisch breit übliche Reflex:

in irritatione pro institutione.[8]

Das heißt, in Institutionen wird bei jeglicher Verwirrung, also „in irritatione", ein Reflex ausgelöst, sich an die eigenen Regelungen zu klammern und jegliche Anträge, Ansinnen, Bittsteller möglichst abzulehnen. Kaum je wird ein Mitarbeiter von seinem Chef gerügt, weil er Geld spart. Antisemitismus kann so einen Reflex noch verstärken.

Verständnisvolle und geduldige Rücksicht von Pflegekräften ist optimal, die Weiterbildung hierzu ist wichtig. Ein rücksichtsvoller und doch konsequenter Umgang mit Child Survivors ist keineswegs einfach, so ist es keine Lösung, wenn ein Pfleger sich mehr Erinnerungserzählungen anhört, als er selbst ertragen kann.

Mit zu den größten Frustrationen der Child Survivors zählt die Erkenntnis, dass von 1945 bis 2017 der Faschismus keineswegs ausgemerzt wurde. Child Survivors spüren nach wie vor, wie Antisemitismus oft provozierend nahe ist und eine Aussicht auf politische Besserung, keineswegs zu erwarten ist. Vor diesem Hintergrund bemühen sich auffallend viele Child Survivors mit ihrer Präsenz als Zeitzeugen, den Antisemitismus selbst aktiv zu bekämpfen. Es mag mit letzter Kraft geschehen, oder

8 Erläuterungen zu diesem Phänomen siehe: Philipp Sonntag: Wir Überlebende des Nazi-Terrors in Aktion, Berlin 2017, S. 57.

sogar über die eigene Kraft und Gesundheit hinausgehen. Auf jeden Fall, indem es auf einem starken Willen beruht, ist es eine – wie man heute gerne sagt – „nachvollziehbare" eigene Entscheidung.

Gegenwartsbewältigung

Lukas Welz

Lukas Welz ist Vorstandsvorsitzender von „AMCHA Deutschland e.V. – Hilfe für ein Leben nach dem Überleben".

Wer 1945 als Kind die Verfolgung der Nazis überlebt hatte, startete mit großen und zugleich vagen Hoffnungen in ein vermeintlich befreites Leben. Viele überlebende Kinder mussten aber bald realisieren, dass die Gesellschaft, sogar die jüdische Gesellschaft in Israel, ihnen die erwartete Anerkennung verweigerte. Giselle Cycowicz, die 1927 in Chust in der heutigen Ukraine geboren wurde und Auschwitz überlebte, reflektierte die Rückkehr in ihre alte Heimat so:

> Das Land war voll mit Menschen, die Lumpen trugen wie unsere. Alles Holocaust-Überlebende, die versuchten, heimzukommen, gequält von Angst, Schmerz und Unsicherheit. Wir trugen nichts in unseren Händen. Niemand war freudig, niemand war glücklich, dass es vorbei war. Als wir in unsere Stadt kamen, war alles, was mal uns gehörte, von den Einheimischen geplündert worden. Niemand zeigte sich betroffen von unserem traurigen Schicksal. Niemand sagte: Es tut mir leid, was euch passierte.

Besonders Kinderüberlebende waren in einer Welt ohne Schutz und Geborgenheit aufgewachsen und mussten Vertrauen erst noch lernen. Statt emotionalem Verständnis gab es oft neue Provokationen oder gar antisemitische Gewalterfahrungen. Die Verletzungen von Körper und Seele endeten nicht mit der Befreiung, sie dauerten oftmals fort – und Traumata als Folgen der Verfolgung prägen Kinderüberlebende bis heute. „Wir sind gerettet, aber wir sind nicht befreit", schreibt der Überlebende von Auschwitz Norbert Wollheim bezeichnend in einem Brief an seinen Freund, den US-amerikanischen Sergeant Hermann F. Simon am 26. August 1945. Wollheim berichtet darin von den tiefgreifenden seelischen Nachwirkungen der traumatisierenden Verfolgungserfahrungen.

Die Anerkennung, Rehabilitierung und Entschädigung von Opfern des Nationalsozialismus ist ein zäher und von vielen Ambivalenzen geprägter Prozess gewesen und bis heute wirken Ungerechtigkeiten fort. Besonders fehlen die volle gesellschaftliche und auch politische Anerkennung und ein Verständnis für die oft noch immer soziale und gesundheitlich prekäre Situation von Überlebenden der Shoah. Vor diesem Hintergrund fanden sich 1987 in einer Jerusalemer Wohnung Überlebende zusammen, die selbst Psychologen waren und die seelische Gesundheit ihrer Schicksalsgenossen durch die Bearbeitung der teils schweren Traumata verbessern wollten. AMCHA wurde gegründet, was Hebräisch ist und übersetzt *eine/r* von uns heißt. Zwei zentrale Elemente, die Überlebenden nach der Befreiung fehlten, drücken sich in diesem Namen bereits aus: Anerkennung und Gemeinschaft.

Schon zur Zeit der Verfolgung war *amcha* ein Codewort unter jüdischen Verfolgten, um sich gegenseitig zu erkennen. Fast 20.000 Überlebende werden jedes Jahr durch Psychotherapien und soziale Aktivitäten darin unterstützt, einen Umgang mit den Traumatisierungen und Verlusten zu finden.

In den dreißig Jahren konkreter Hilfe für Überlebende der Shoah durch AMCHA haben sich Prinzipien herauskristallisiert, die in der Arbeit mit extrem traumatisierten

Menschen als gleichzeitig praktische wie einfühlsame Handlungsgrundlage dienen können. Im Folgenden werden die wichtigsten Bedingungen genannt, um Interventionen und Therapien nützlich und effektiv zu gestalten und eine Bearbeitung von Traumata überhaupt erst zu ermöglichen.

Anerkennung

Die Anerkennung der Leiden und des Schmerzes der Opfer und Überlebenden von menschenverursachter Gewalt ist für die Bearbeitung der Traumata von äußerster Wichtigkeit. Die Verletzungen und die Gewalt müssen als geschehen anerkannt werden. Gerade weil die Gesellschaft oft das eigentlich Naheliegende verweigert, ist es im Rahmen der therapeutischen Gruppe besonders wichtig, das Recht der Traumatisierten, Gerechtigkeit zu fordern, einen Opfer- oder Flüchtlingsstatus zu erhalten und gesellschaftlich und politisch anerkannt zu werden, zu unterstützen.

Menschen, die verfolgt wurden und extreme Gewalt erfahren mussten, werden nicht nur durch dieses Initialtrauma geprägt. Der Umgang der Gesellschaft mit dieser traumatisierenden Vergangenheit, weitere Flucht- und Migrationserfahrungen, anhaltende Diskriminierung und Nichtanerkennung des Schicksals wirken zusätzlich belastend auf die seelische Gesundheit ein. Gerade Kinderüberlebende, die aufgrund des jungen Alters zum Zeitpunkt ihrer Verfolgung vor allem Gewalt und Diskriminierung erfahren mussten, sind auf diese Anerkennung angewiesen, um Akzeptanz und Wertschätzung auch nach der Traumatisierung zu erfahren. Extremtraumatisierte müssen in ihrer Individualität gewürdigt werden, sie müssen als einzigartige Persönlichkeiten mit einem spezifischen kulturellen Hintergrund, mit Hoffnungen oder auch in ihren religiösen Überzeugungen wahrgenommen werden.

Gemeinschaft

Gemeinschaft ist der zweite zentrale Aspekt. Gemeinschaft ist notwendig, um die traumatisierende Vergangenheit zu überwinden, das gilt besonders nach erlittener, von Menschen verursachter Gewalt. Insbesondere Kinderüberlebende, die keine andere Bezugsgruppe als die der Familie kannten und im schlimmsten Fall ihre ganze Familie verloren haben, sind auf eine wertschätzende, unterstützende Gemeinschaft angewiesen. In der Gemeinschaft von Menschen mit ähnlichem Schicksal wird man verstanden, ohne sprechen zu müssen. Die Gemeinschaft ist ein Ort, der einen gleichzeitig abgrenzt und schützt, durch diese Unterstützung aber auch wieder mit dem Leben und der Gesellschaft verbindet. Gemeinschaft ist auch für die Helfer notwendig, um Gefühlen der Isolation, Burnout, Pessimismus und sekundärer Traumatisierung entgegenzuwirken. Diese Gruppen und Gemeinschaften sollten aufgebaut, gefördert und erhalten werden.

Nun ist jede Gesellschaft vielfältig, der Anteil an Hilfsbereiten einerseits und an Ablehnenden und Störenden andererseits variiert. Die Voraussetzungen für eine bessere Zukunft sind durchaus bekannt und können ein Stück weit realisiert werden, indem die Hilfsbereiten klare Ziele haben und sie politisch durchsetzen oder basisdemokratisch anstreben. Ziele wie:

- Kinderüberlebende werden – mit Rücksichtnahme auf ihre kulturelle Identität – in eine Gesellschaft integriert. Dabei werden Tendenzen fehlender Anerkennung oder rassistischer Ausgrenzung laufend bemerkt und korrigiert; ein jüdisches „Anderssein“ (Abgrenzung durch Betonung eines eigenen Selbstverständnisses und Lebensstils) wird als selbstverständlich angenommen und gefördert.

- Leiden der traumatisierten Opfer werden ernsthaft wahrgenommen, erlittene Schmach wird einfühlsam mitempfunden, Empathie gezeigt.
- Zur wohlwollenden Einbeziehung von Kinderüberlebenden gehören Angebote von Gesundheits-, Bildungs- und kulturellen Einrichtungen, mitsamt Brücken, welche die Empfindsamkeiten der Kinderüberlebenden berücksichtigen. Gruppen und Gemeinschaften werden gefördert, um spezifizierte Angebote für Betroffene machen zu können.

Unterstützung

Soweit eine Gesellschaft hierzu notwendige, kontinuierliche finanzielle und professionelle Unterstützung verweigert, verfolgt sie die genannten Ziele nur unzureichend, allenfalls bruchstückhaft und ohne überzeugendes Engagement. Etwas kann immer gelingen, das zeigen vorbildliche Bemühungen an der Basis. Bei alldem ist authentisches Wohlwollen das Zauberwort. Das Beispiel von AMCHA zeigt, dass aus einer kleinen privaten Initiative von Psychologen und Psychotherapeuten, die selbst Überlebende der Shoah waren, eine professionelle Organisation entstehen kann, die heute viele Betroffene erreicht und ihnen hilft. Dies war ein langer und mühsamer Weg und im Angesicht der zahlreichen Herausforderungen, inner-israelischen Krisen und Kriegen bleibt es anstrengend. Doch die Mühe lohnt sich, wenn man die vielen Beispiele sieht von Überlebenden der Shoah, die nicht mehr einsam sind, die sich verstanden fühlen und deren traumatische Erinnerungen nicht mehr zu belastend auf die Gegenwart einwirken.

Psychosoziale Betreuung von Shoah-Überlebenden

Janine Cunea

Als Tochter und Enkelin von Shoah-Überlebenden gilt ihr Interesse den „helfenden Berufen", so hat sie Migranten im Bereich der Berufsbildung betreut. Im Rahmen ihres Studiums der Sozialpädagogik hat Dr. Janine Cunea sich für Shoah-Überlebende engagiert.

Von 2007 bis 2012 – also fünf Jahre lang – war ich im „Treffpunkt" für Überlebende der Shoah und ihre Familien tätig. Ursprünglich wollte ich nur einige Male in die Einrichtung kommen und nur für ein kurzes Praktikum bleiben, doch dieses Praktikum dauerte immer länger an. Durch die eindrucksvollen Begegnungen mit den Überlebenden entstand die Idee zu meiner Dissertation[1], aus der ich hier berichte.

Der „Treffpunkt" wurde 2002 in Frankfurt als ein niedrigschwelliges Angebot gegründet. Er bietet einen Raum, in dem Überlebende sich begegnen und psychosoziale Betreuung in Anspruch nehmen können. Er will der Isolation und Einsamkeit entgegenwirken sowie Retraumatisierungen, die speziell im höheren Alter auftreten können. Das zentrale Element der Einrichtung ist der Kaffeenachmittag, der einmal in der Woche stattfindet, mit wechselndem Programm, darunter Vorträge und Konzerte. Dabei besteht die Möglichkeit, mit den

1 Die Dissertation: „Alternde Shoah-Überlebende in einem psychosozialen Zentrum in Frankfurt am Main – Interaktionsprozesse und biographische Analysen" wurde von Prof. Dr. Micha Brumlik, Goethe-Universität Frankfurt, betreut. Sie erscheint Ende 2017 bei Beltz Juventa.

anwesenden Sozialarbeiter_innen und Psychoanalytikern ins Gespräch zu kommen.

Auch an allen anderen Tagen in der Woche sind die Mitarbeiter_innen des „Treffpunkts" für die Besucher_innen zu festen Bürozeiten erreichbar. Unter der Woche werden zusätzlich verschiedene Kurse angeboten und regelmäßig Ausflüge organisiert. Im Gegensatz zu den anderen Einrichtungen innerhalb der jüdischen Gemeinde ist der „Treffpunkt" ausschließlich für die Überlebenden bestimmt.

Rund um das Thema der Traumatisierungen von Shoah-Überlebenden liegen bereits viele Publikationen vor, etwa zur Traumaforschung oder zur Tradierung des Traumas an die sogenannte „zweite Generation". Meine Arbeit nimmt eine neue Perspektive ein. Sie beschäftigt sich mit einem weitgehend vernachlässigten Thema und nimmt das konkrete Handlungsfeld der psychosozialen Betreuung von Shoah-Überlebenden in den Blick.

Für meine Untersuchung führte ich 36 Interviews mit 16 Überlebenden. Mit jeder Interviewpartnerin und jedem -partner führte ich mindestens zwei Interviews. Im ersten Interview ging es um die Lebensgeschichte der Überlebenden. Inhalte des zweiten Interviews waren die psychosoziale Betreuung und die Erfahrungen in der Einrichtung.

Aus diesen 36 Interviews mit 16 Überlebenden bildete ich das theoretische Sample meiner Untersuchung. Ich wählte daraus 13 Interviews aus, die ich mit fünf Überlebenden geführt hatte, und erstellte daraus fünf Einzelfallstudien.

Die Auswahl der fünf Fälle traf ich besonders unter zwei Gesichtspunkten: Die Interviews sollten möglichst gehaltvoll sein und die jeweiligen Verfolgungserfahrungen,

Erlebnisse und Erzählungen möglichst unterschiedlich. Drei der fünf Personen aus meinen Einzelfallstudien waren Frauen, zwei waren Männer. Alle befanden sich während der Zeit der Verfolgung bereits im Erwachsenenalter. Geboren sind sie zwischen 1919 und 1927.

Die Interviews analysierte ich nach verschiedenen Themenpunkten: Zunächst gab ich die erzählten Lebensgeschichten beziehungsweise die traumatisierenden Erlebnisse innerhalb der Lebensgeschichten wieder. Danach arbeitete ich die Bewältigungsformen der Traumatisierungen meiner Interviewpartner_innen heraus.

Schließlich untersuchte ich, welche Bedeutung die Einrichtung des „Treffpunkts" für die Überlebenden hatte. Ich schaute, welche Interaktionen zwischen den Besucher_innen untereinander stattfanden und welche zwischen Besucher_innen und Mitarbeiter_innen.

Dabei ging es auch um das Verhältnis zwischen den Besucher_innen und mir als Mitarbeiterin und als Interviewerin. Die Mitarbeiter_innen des „Treffpunkts" gehören in der Regel der sogenannten „zweiten Generation" von Shoah-Überlebenden an, zu der ich auch gehöre.

Die Erhebungsmethode des biographisch-narrativen Interviews mit ihrer großen Offenheit ermöglichte es meinen Interviewpartner_innen, ihre Erfahrungen aus ihrer eigenen Sicht und nach ihren eigenen persönlichen Prioritäten in ihrem Verlauf und ihrer Sinnhaftigkeit darzustellen. Als Forscherin erhielt ich so einen Zugang zu ihrer Lebens- und Erfahrungswelt.

Bei der Auswertung zeigte sich: Die Schicksale der Überlebenden in den untersuchten Fallgeschichten unterscheiden sich sehr stark. Die Menschen, die den „Treffpunkt" besuchen, gehören einer sehr heterogenen Gruppe an, was sich auch an meinem Sample ablesen lässt. Sie sind alle jüdische Überlebende der Shoah, doch von sehr unterschiedlicher geographischer und sozialer Herkunft. Ihre Lebensgeschichten sind alle anders verlaufen. Die Art und Weise, wie sie die Shoah überlebt haben, die Strategien des Überlebens oder die Strategien der Bewältigung, die jede und jeder Einzelne für sich entwickelt hat, unterscheiden sich sehr stark. Sehr unterschiedlich ausgeprägt sind auch die sozialen Beziehungen meiner Interviewpartner_innen zum Zeitpunkt der Interviews. Einige meiner Gesprächspartner_innen verfügen über viele Kontakte zu Freund_innen oder zur Familie, für andere bedeutet die wöchentliche Zusammenkunft im „Treffpunkt" den einzigen sozialen Kontakt, den sie haben.

Die Besucher_innen des „Treffpunkts" begegnen dort anderen Überlebenden, mit denen sie das Schicksal der Verfolgung teilen. Durch die regelmäßige Zusammenkunft entsteht zwischen ihnen eine generationsübergreifende Verbundenheit und Sozialität, die der Isolation und Einsamkeit im hohen Alter entgegenwirkt. Die Überlebenden können in der Einrichtung soziale Kontakte knüpfen und am sozialen Leben teilnehmen.

Der „Treffpunkt" bietet seinen Besucher_innen eine vertrauensvolle, familiäre und verlässliche Umgebung, in der sie sich sicher und aufgehoben fühlen. Die Mitarbeiter_innen als Betreuende begegnen ihnen mit Interesse, Respekt und Empathie. Sie hören ihnen zu, teilen mit ihnen ihr Leid und behandeln sie würdevoll. Auch zu den Betreuenden besteht im „Treffpunkt" aufseiten der Besucher_innen eine enge Beziehung und Verbundenheit, die gekennzeichnet ist von gegenseitiger Sympathie, Vertrauen und Sorge. Zwischen Besucher_innen und den Betreuenden entsteht ein verschränktes

Generationenverhältnis, in dem die Betreuenden zuweilen die Rolle der Kinder oder Enkel der Überlebenden einnehmen.

Die Betreuenden – oder ich als Forscherin – erfahren von den Überlebenden vieles, was die Überlebenden ihren eigenen Kindern gar nicht berichtet haben. Denn die Überlebenden wollten ihre eigenen Kinder mit ihren Erzählungen nicht belasten. In der Umgebung des „Treffpunkts" ist es ihnen nun möglich, etwas zu erzählen und an die nächste Generation weiterzugeben.

Beide Generationen interessieren sich füreinander und halten den gegenseitigen Austausch für sehr wichtig. Fast alle Überlebenden der Einrichtung möchten mein Forschungsprojekt unterstützen und zeigen mir ihr Interesse, indem sie mir Interviews geben wollen und mich immer wieder nach dem Stand meiner Arbeit fragen. Als Forscherin erkläre ich mich meinerseits dazu bereit, verpflichte ich mich sogar dazu, selbst zur Zeugin zu werden und die Geschichten der Überlebenden in einer „sekundären Zeugenschaft" weiterzugeben.

Einige Überlebende des „Treffpunkts" haben einen Prozess des „Posttraumatischen Wachstums" oder der „Posttraumatischen Reifung" durchlebt. Ihre Auseinandersetzung mit den Verlusten und ein Prozess des Lernens nach traumatischen Erlebnissen erbrachte positive Veränderungen für sie. Durch die Überwindung des Traumas oder einer Krise ist es ihnen möglich zu wachsen, ein sinnerfüllteres und reicheres Leben lässt sich darauf aufbauen. Das Leben und die Beziehungen zu Menschen werden so als wertvoller wahrgenommen und intensiver erfahren, Selbstvertrauen und Stärke nehmen zu, aus der Verwundbarkeit kann Resilienz erwachsen. Besonders fiel mir auf: Allen Interviewpartner_innen war ein großer Reichtum an Erfahrungen, eine eindrucksvolle Vitalität und eine sehr positive Lebenseinstellung gemeinsam. Auch die Einrichtung des „Treffpunkts“ trägt zu einer Reifung bei.

Die Überlebenden des „Treffpunkts“ spüren eine gesellschaftliche Verantwortung und sehen sich als politische Subjekte. Als Zeitzeugen wollen sie auftreten, sich an öffentlichen Diskussionen beteiligen und ihr Wissen weitergeben. Sie fordern die jüngeren Generationen dazu auf, sich ebenfalls zu engagieren. Die Einrichtung erkennt dies an und schafft den Rahmen.

Auch wenn die Zahl der Überlebenden heute stark abnimmt, ihr Bedarf an Betreuung wächst. Weiterhin ist eine Unterstützung der Child Survivors verstärkt notwendig. Als Child Survivors werden Überlebende bezeichnet, die 1945 maximal 16 Jahre alt waren. Auch für die sogenannte „zweite Generation“ ist eine Betreuung zu gewährleisten. Alle diese Gruppen weisen jeweils spezifische Problematiken auf und benötigen eine unterschiedliche Betreuung.

Die Erfahrungen und Erkenntnisse in der psychosozialen Arbeit mit Verfolgten der Shoah lassen sich zum Teil auf die Arbeit mit anderen extrem traumatisierten Gruppen übertragen. Es gibt zahlreiche Parallelen, vergleichbare Verfolgungserfahrungen, aber auch große Unterschiede bei verschiedenen Gruppen traumatisierter Menschen, die es herauszuarbeiten gilt. Das Konzept des „Treffpunkts“ könnte Modellcharakter haben für die psychosoziale Arbeit mit traumatisierten Geflüchteten. Diese Untersuchung zeigt außerdem: Neben der Bereitstellung von Fachkräften gilt es vor allem, Räume für die bedürftigen Menschen inklusive gesellschaftlicher Anerkennung zu schaffen.

Reaktion auf die Vielfalt der Hilfsbedürftigen

Dalia Wissgott-Moneta
Leiterin der Sozialabteilung der Jüdischen Gemeinde Frankfurt am Main.

Als Sozialabteilung der Jüdischen Gemeinde Frankfurt/Main sind wir in laufendem Kontakt mit besonders hilfsbedürftigen Menschen. Unsere Aufgabe besteht in der aktiven, psychosozialen, ambulanten Beratung, Begleitung und Unterstützung von älteren, alten und behinderten Gemeindemitgliedern und ihren Angehörigen. Zu uns kann man mit multiplen Problemen, aber auch Anregungen und Vorschlägen kommen. Da wir als allgemeiner Sozialdienst für Gemeindemitglieder und ihre Angehörigen tätig sind, haben wir es sowohl mit Familien als auch mit Einzelpersonen jeden Alters zu tun.

Ohne es verallgemeinern zu wollen: Wir glauben, die Erfahrung gemacht zu haben, dass die 1929 bis 1945 Geborenen eine besondere Gruppe darstellen. Man spürt, dass sie Kinder waren, als sie aus ihrem bisherigen Leben, aus ihrer Sicherheit herausgerissen wurden oder in den Horror hineingeboren wurden. Sie sind so unterschiedlich im Ausdruck dessen, was sie erlebt und durchgemacht haben, wie ihre jeweilige, persönliche Geschichte.

Folgeschäden im hohen Alter

Im hohen Alter können sich sehr schwere Folgeschäden zeigen, insbesondere nachdem jemand als Kind von den Eltern getrennt wurde. Hilfreich und für die gesamte Lebensentwicklung wichtig konnten verständnisvolle und zugleich einsatzfähige Ersatzfamilien sein. Dabei kann für die Identitätsentwicklung bedeutungsvoll sein, wenn eine Ersatzfamilie die Herkunft eines betroffenen Kindes nicht verleugnet hat und respektvoll damit umzugehen wusste.

Zugleich gilt: Kinder, die im Lager überlebt haben, können im Alter sogar recht unbelastet erscheinen und keine nennenswerten Störungen zeigen. Das kann nämlich gelingen, wenn sie nicht von ihren Eltern getrennt wurden oder wenn wenigstens ein Elternteil für sie sorgen konnte. Es kann auch geschehen, wenn eine andere empathische Person für sie sorgte und wenn diese Person trotz aller Gefahren die Kraft hatte, um mit seelischer Stärke das Kind in mehrfacher Hinsicht, nach außen und innen zu schützen.

Bei den Child Survivors gibt es nichts, das für alle gemeinsam gelten würde. Es kommt immer auf das Einzelschicksal an. Es gibt zwar Tendenzen, so spürt man oft eine viel größere Verlorenheit bei den frühzeitig Betroffenen, als bei denen, die in der Shoah bereits in ihrer Persönlichkeit mehr entwickelt waren. Aber auch das ist nicht durchgehend der Fall.

Einstellung von Gemeinden und ihren Betreuern zu Traumatisierten

Bei alledem ist von Bedeutung, wie die Gemeinden für eine Aufnahme eingestellt und vorbereitet sind. Das gilt generell für die Aufnahme von traumatisierten Flüchtlingen und deren Kinder. Es gilt für die vielen postsowjetischen Kontingentflüchtlinge, inklusive der Child Survivors. Für sie waren die Umstände in Frankfurt/Main vergleichsweise günstig, bei einer Zuwanderung von „nur" 50 Prozent. In anderen Gemeinden betrug die Zuwanderung bis zu fast hundert Prozent, soweit es kaum Alteingesessene und doch viele Neuankömmlinge gab. Bei uns in Frankfurt/Main haben sich die Institutionen der jüdischen Gemeinde sehr schnell umgestellt. Die tragenden Säulen waren und sind Schule, Kindergarten, Altenheim, Rabbinat, Jugendzentrum und unsere Sozialabteilung.

Was für uns gilt und überhaupt für Behörden in Deutschland gelten sollte: Es ist bei der Reaktion auf traumatisierte Hilfsbedürftige ganz entscheidend, dass man einfühlsam und rücksichtsvoll auf Wünsche, Interessen, Hoffnungen eingeht – und zwar gerade dort, wo man Wünsche nicht erfüllen kann, etwa wenn die niedrigen sowjetischen Renten automatisch auf deutsche Sozialhilfe angerechnet werden. Eine engagierte Sozialabteilung kann womöglich Frustrationen und Wünsche von der Basis an die „hohe Politik" weitergeben.

Wer beispielsweise als Flüchtling versucht, in zwei Kulturen zu Hause zu sein, der entwickelt – soweit man ihn lässt – große Fähigkeiten der Selbstentwicklung und -behauptung. Allerdings ist bei Bediensteten in Behörden gerade derjenige weniger beliebt, der nicht wie sonst gewohnt unterwürfig ist. Nun mussten ausgerechnet Child Survivors vor und oft nach 1945 besonders unterwürfig sein, um überleben zu können. Sie reagieren bei Behörden auf erwartete Unterwürfigkeit durchaus allergisch und mit Erbitterung. Es entspricht nicht ihren Hoffnungen, nach der freundlichen Einladung, nach Deutschland zu kommen. Das ist ein strukturelles Dilemma, das nur bedingt durch Therapien gelindert werden kann.

Etliche hatten sich mit ihrer Erbitterung zurückgezogen und verbissen versucht, allein zurechtzukommen – bis es nicht mehr ging. Früher kannten wir jeden, den wir später betreut haben. Heute kommt es viel häufiger vor, dass Menschen gleichsam wie aus einer Höhle auftauchen, krank, ohne Bezug zu sich selbst, zum Teil verwahrlost und vereinsamt. Es sind Juden und Jüdinnen, die wir nicht kennen, der Jahrgänge von 1928 bis 1945 und später. Wie wir helfen? Sehr behutsam, vor allem wenn es sich um jemanden handelt, der sich gegen jede Hilfe sträubt und allen Angeboten mit Misstrauen und Ablehnung begegnet. Wir geben niemals auf. Natürlich ist es da, wo unsere Hilfe erwünscht und zugelassen wird einfacher, viel einfacher.

Es sind nicht nur diejenigen, die als Kinder selbst und deren Familien unmittelbar von der Shoah betroffen waren, die entsprechende Symptome zeigen. Ähnliche Symptome finden wir auch bei den entsprechenden Jahrgängen, die im Ausland, zum Beispiel in Palästina, dem späteren Israel, geboren wurden und deren Familien sich bereits früh vor der Shoah retten konnten. Da gibt es Symptome von später Verwahrlosung, von Depression, die selbst nicht wahrgenommen werden. Überhaupt ist mangelnde Selbstwahrnehmung, auch dem eigenen Körper gegenüber, insbesondere bei Krankheit im hohen Alter, ein oft anzutreffendes Merkmal.

Wer konnte erst die Verfolgung der Nazis und dann ein langes Leben unter schwierigen Umständen bis heute „irgendwie“ überstehen? Etliche Child Survivors zeigen einen starken, teils eigenwilligen Charakter, einen vulkanisch aufflackernden Zorn, einen gewissen, letztlich zielsuchenden Widerstand.

Insgesamt gilt: Es ist alles sehr unterschiedlich, sehr individuell. Mancher Ausdruck von Leid kommt einem bekannt vor, wenn es um jemanden geht, der als Kind die Shoah überlebt hat. Aber es kann auch ganz anders sein, ganz andere Ursachen können eine starke Wirkung haben. Man sollte sich niemals davon verführen lassen, zu verallgemeinern, sondern versuchen, die Herausforderungen der Hilfsbedürftigen aufzugreifen.

Panikattacken und Panikbegleitung

Eva Nickel

Eva Nickel, geboren 1948, sieht ihre gesellschaftlichen Aufgaben als eine „in Deutschland lebende Jüdin". Sie war vielfältig in sozial betreuenden Berufen tätig, zuletzt für Spätfolgen der Shoah, im Rahmen der Jüdischen Gemeinde Berlin.

Als Sozialarbeiterin einer jüdischen Gemeinde hatte ich viele Jahre mit den Spätfolgen erlittener Traumata zu tun. Das galt besonders für Child Survivors. Sie waren in der NS-Zeit verfolgte jüdische Kinder und Jugendliche. Die wenigen überlebenden Kinder – 1,5 Millionen wurden ermordet – erlitten durch die traumatisierenden Erlebnisse und den Verlust der ermordeten Eltern und Angehörigen physische wie psychische Krankheiten, die jedoch Jahre lang nicht entdeckt oder anerkannt waren, ja sogar negiert wurden.

Tatsächlich leiden sie seither ihr Leben lang unter Kraftlosigkeit, Depressionen, Schlafstörungen, Herzleiden, häufigen Kopfschmerzen oder Magenproblemen etc. Psychische Probleme wie Angstzustände, Einsamkeitsgefühle, Trauer, Wut, Reaktions- und Eigenkontrollstörungen, Depressionen, Albträume etc. quälen sie bis heute.

Zusätzlich sind die meisten der Child Survivors bis heute mit dem Verlust der industriell, massenhaft und minutenschnell grausam ermordeten Eltern und Angehörigen stark belastet. So waren sie durch die schlimme Zeit traumatisiert und meist sind sie es noch immer.

Das Defizit einer „normalen Kindheit" musste schwere physische und psychische Störungen hinterlassen. Das jedoch weiß man erst heute, nach der durchlebten Erfahrung. Denn Verständnis oder gar Hilfe gab es Jahrzehnte lang kaum. Erst Ende der 1980er Jahre begann man weltweit das Problem der Traumatisierung zu erkennen. Erst dann wurden die Langzeitfolgen wissenschaftlich erkannt und anerkannt.

Mit dem Alter wurden all die auftretenden, unerkannten Krankheiten und Leiden meistens nur noch schlimmer. Viele konnten ihren Alltag nicht mehr allein bewältigen. Das war bei Child Survivors oft Resultat ihrer traumatischen Vorbelastung und ihrer stark gestörten Kontaktfähigkeit – was im Umfeld weitgehend unbekannt war. Da musste ich oft vermitteln, um einen pragmatisch zielführenden Kontakt zu Betreuern und Pflegern, Ärzten, Therapeuten, zum MDK (Medizinischer Dienst der Krankenkassen), Versorgungsamt, Entschädigungsamt, zum fahrbaren Mittagstisch, zu Bereitstellern von Notruf-Apparaten, zur Telekom, im Grunde zu Dienstleistern aller Art, herbeizuführen.

Bei Notwendigkeit wurden Pflegebereitstellungen – ambulant oder in Heimen – gewählt. Besonders bei der Pflege traten bei so engem Kontakt mit anderen Menschen wieder die „alten Probleme" stärker auf. Jede kleine Handbewegung oder jedes harmlose Wort, von anderen ausgesprochen, konnte nun wieder Gefühlsausbrüche hervorrufen, die mit der Erinnerung an „damals" gefüllt waren und einen „Trigger" auslösten.

In der Fachsprache bedeutet ein Trigger die Auslösung eines unkontrollierten Gefühlsausbruches, der von Lebensangst, Wut und Verzweiflung geleitet ist. Meistenteils können Pflegekräfte nur unzureichend damit umgehen, weil eben die PTBS, (Posttraumatische Belastungsstörung) unter denen solche traumatisierten Menschen leiden, immer noch nicht genügend in der Ausbildung unterrichtet wird. Die meisten Pflegekräfte wissen davon nichts. Sie stehen selbst sehr hilflos vor diesem Problem und reagieren häufig selbst betroffen und falsch. Auf Grund der fehlenden Ausbildung können sie oft bei gut gemeintem Verhalten bestenfalls mit Ruhe und Rückzug reagieren. Jedoch reagieren Pflegekräfte bei erhöhtem Arbeitsstress – häufig ohne Erkenntnis des Problems – mit Machtgehabe, eigener Kränkung, brüskem Rückzug und Ignoranz. Das jedoch hilft den Betroffenen nicht, sondern schadet ihnen. Sie werden nur noch mehr und tiefer in „ihre Tragödie" zurückgestoßen.

Herausforderung für das Pflegepersonal

Von 1991 bis 2012 arbeitete ich in der Sozialabteilung der Jüdischen Gemeinde zu Berlin. Seither arbeite ich ehrenamtlich mit einem großen Teil meiner Klienten weiter.

Als Sozialarbeiterin arbeitete ich speziell mit älteren und hochbetagten Menschen, die unter den vorgenannten Problemen leiden – eben unter PTBS.

Aus eigener Erfahrung mit meiner Familie und den vielen ungeklärten Problemen, wollte ich helfen, nun die Probleme von Verfolgten und insbesondere von Child Survivors zu erkennen und ihre Leiden zu lindern. So versuchte ich für diese Menschen eine Art „pragmatischer Lebensarm" und „seelischer Rollator" zu werden, auf den sie sich bei Bedarf stützen und verlassen können.

Ich erlebte dabei sehr häufig, wie unbarmherzig in der Gesellschaft ihre Leiden abgelehnt und bezweifelt wurden. Nur ganz selten erkannten andere Menschen an, dass diese Personen durch ihre schweren Erlebnisse stark geprägt sind und häufig eine ungewohnte und andere Reaktion zeigen als üblich und von der deutschen Gesellschaft erwartet. Als Kinder mussten sie um ihr blankes Leben kämpfen. Sie hatten keine Kindheit erlebt, keine Pubertät – so wie jeder Jugendliche es kennt – sondern konzentrierten ihre verbleibende Kraft auf den Überlebenskampf. Nach Ende der Naziherrschaft mussten sie 1945 lernen, aus dem „unnormalen" Leben herauszukommen.

Aber wie?

Sie begegneten häufig ihren Peinigern oder den Enteignern, auch den Mördern ihrer Eltern, sie mussten mit ihnen zusammenleben und konnten nichts gegen sie tun.

Die Reaktion eines/r durch arbeitsgemäße Zeitvorgaben eingeschränkten Pflegers/Pflegerin auf solche besonderen Anforderungen ist allzu oft Unverständnis und Ignoranz. Da wird Unmut oder Ablehnung gezeigt und von den betreuten Menschen „Anpassung" verlangt.

Immerhin, gelegentlich gibt es zurzeit einzelne Personen, Institutionen oder Selbsthilfegruppen, die zu „Therapeuten" wurden und werden. Dann kann es besser gelingen, der einzelnen hilfebedürftigen Person zu helfen. Ich möchte hierzu einige Erlebnisse aus meiner Arbeit schildern.

Alle genannten Namen sind anonymisiert.

Keine Dusche!

Eine ältere Dame, nennen wir sie Frau Charlotte, hatte endlich dem Reden meiner Kollegin und Sozialarbeiterin nachgegeben und wollte in unser jüdisches Altenheim ziehen, weil sie es nun nicht mehr schaffte, sich selber angemessen zu versorgen. Als sie in ihr kleines Appartement eingezogen war, litt sie unter Eingewöhnungsschwierigkeiten. Das ist keine Seltenheit, denn das Leben in einem noch so bequemen Heim bedeutet Anpassung an den Rhythmus des Hauses. Zu festen Zeiten gibt es die Mahlzeiten und die pflegenden Schwestern kommen in einer bestimmten Zeit und jeder muss sich dann pflegen lassen, ob er oder sie nun gerade Lust und Laune darauf hat oder nicht. So zog Frau Charlotte zwar ein, aber nach acht Wochen zog sie wieder aus und mit großem Glück in die alte Wohnung zurück – aber der Alltag gelang ihr nicht und ein Jahr später zog sie wieder in das Seniorenheim ein. Wir wollten uns alle Mühe geben, damit sie bei uns gut leben konnte.

Morgens wurde sie gebadet oder geduscht. Körperpflege war ihr wichtig. An einem Morgen begann sie zu protestieren und sich zu wehren: Sie wollte nicht geduscht werden. Mehrere Tage ging das so: keine Dusche! Aber baden wollte sie – verlangte sie! Für die Altenpflegerinnen war das zu zeitaufwendig, sie hatten viel zu tun und nicht die Zeit um Bäder in der Wanne herzurichten, Duschen ging schneller und erschien den Schwestern hygienischer.

Ich zerbrach mir den Kopf, sprach mit Frau Charlotte, auch die anderen Mitarbeiter_innen sprachen mit ihr. Sie weigerte sich fast unter Tränen und ganz energisch und konsequent sagte sie: „keine Duschen!" Ich hörte hin und dachte über ihre Sätze nach und dann schoss es mir durch den Kopf. An einer Stelle hatte sie fast nebensächlich gesagt: „Ich bin hier doch nicht im KZ!"

Sie assoziierte den Duschkopf mit dem Austritt des Gases in der Gaskammer! Nun kam es nur noch darauf an, mit der Heimleiterin zusammen, bei den Schwestern durchzusetzen, dass Frau Charlotte aus diesem Grunde nur noch gebadet werden würde. Von dieser Stunde an war der Frieden und das Glück bei Frau Charlotte wiederhergestellt.

Keine blöden Witze!

Eine andere Klientin, Rita, wurde in ein staatliches Alten- und Pflegeheim in der Nähe ihrer Tochter gebracht. Sie hatte eine gute Einstellung zum Heim. Die Hauptsache war, dass ihre Tochter für sie erreichbar war. Vielleicht würde sie ja dort neuen Kontakt finden, denn in ihrer eigenen Wohnung, die sie nun noch kaum mehr selber in den Griff bekam, wollte sie so alleine nicht mehr wohnen.

Am Anfang war alles neu, interessant, wenn auch mit der eigenen Einstellung auf ein völlig neues Leben ein wenig schwierig. Aber die Altenpflegerinnen waren nett, machten ihr den Einstieg und Beginn so einfach wie möglich. Sie war in Auschwitz gewesen. Wie durch einen Zufall und mit unwahrscheinlichem Glück hatte sie als 10-jähriges Mädchen überlebt, todkrank und mit lebenslangen Traumata.

Auf ihrem rechten Unterarm hatte sie die eintätowierte Häftlingsnummer – ein Leben lang! An einem Vormittag kam eine Schwester in das Zimmer, um sie zu pflegen. Diese sah die Nummer auf dem Arm und sagte lachend: „Ach, wie praktisch, Sie haben sich gleich Ihre Telefonnummer eintätowieren lassen!“ Die 79-jährige alte Dame konnte nichts sagen und wurde vor Schreck völlig starr. Das Pflegepersonal fasste diese Bemerkung als ein Witz auf, über den die alte Dame hätte lachen sollen. Stattdessen fühlte sie sich unsicher und in Gefahr. Die betreffende Schwester durfte nicht mehr in ihre Nähe kommen, geschweige denn sie anrühren, ohne dass die alte Dame anfing zu schreien und zu strampeln. Ich verstand sie sehr gut!

Kein: „Sie soll sich nicht so anstellen!"

Frau Gila war als Kind nach England geschickt worden, was ihr das eigene Leben rettete. Ihre Eltern durften sich an der Bahn nicht richtig und innig von ihr verabschieden, dies hatte die SS verboten.

In England hatte sie zwar eine Unterkunft und Essen und Trinken, war aber trotz so vieler anderer Kinder mit dem gleichen Schicksal allein. Erwachsene kümmerten sich kaum um die Kinder, denn sie hatten in London, das von den Nazi-Deutschen ständig heftig bombardiert wurde, andere Sorgen, als sich um die aufgenommenen „deutsch-jüdischen Kinder" zu kümmern. Sie war allein und einsam, konnte mit niemandem über ihre Sorgen sprechen. Sie hatte schon lange von ihren Eltern keine Nachrichten erhalten. Die waren schon deportiert und ermordet.

Später lernte sie ihren Mann unter den „Kindern" kennen und lieben. Sie suchten ergebnislos ihre Familien – alle deportiert und ermordet. Das junge Ehepaar baute sich – nach Berlin zurückgekehrt – ein neues Leben auf, bekam Kinder, und beide kämpften politisch aktiv dafür, dass die Taten der Täter nicht vergessen werden sollten.

Nach dem Tode ihres Mannes konnte sich Frau Gila nicht mehr so richtig allein versorgen. Ihre Tochter organisierte ihr in einem nigelnagelneuen Heim in ihrer Nähe ein schönes Zimmer am Rande der Stadt, von Natur umgeben. Dort fand Frau Gila eine andere, nette Bewohnerin. Alle Tagesaktivitäten unternahmen sie gemeinsam. Einmal ging Frau Gila in das Zimmer der Anderen zum Besuch. Auf dem Sideboard standen

Familienbilder – ein junger Mann in SS-Uniform! Frau Gila fragte: "Wer ist das?" „Das war mein Mann als junger Bursche!" war die Antwort.

Frau Gila drehte sich um und ging zu sich ins eigene Zimmer. Niemand in diesem Heim verstand sie. Die Reaktionen des Pflegepersonals: „Sie solle sich nicht so anstellen! Was konnte man gegen diese Zeit tun, so war das eben!" Frau Gila wagte gar nicht zu sagen, dass durch die Taten der SS ihre Eltern vergast wurden, und was für eine fürchterliche und traurige Jugend sie erleben musste. Sie fühlte sich – wie immer in solchen Momenten – verlassen, einsam, traurig. Sie wusste, dass ihr ganzes Leben dadurch zerstört worden war, dass sie keine Kindheit, keine Eltern gehabt hatte und ständig ein Leben in Angst unter Albträumen und Schmerzen hatte führen müssen.

Erbschaft – was mich weiterhin beschäftigt

Seit vielen Jahren versuche ich, nicht nur im jüdischen Altenheim, Mitarbeitern und Auszubildenden der Altenpflege (ambulant und stationär von verschiedenen Trägern) zu vermitteln, welche Probleme Überlebende der Shoah mit sich herumtragen müssen und warum sie nicht so sein können wie andere deutsche Menschen. Bis heute werden Child Survivors mit ihren großen Problemen nicht immer ernst genommen.

Zwar bedauert man derzeit ständig, dass „die Zeitzeugen nun so alt sind, sie nun bald sterben werden! Niemand wird dann mehr da sein, der berichten kann ...", doch übersieht man dabei, dass es auch in der Verantwortung der deutschen Bürger selbst liegt, das Gedenken wachzuhalten und sie das jederzeit und überall tun können.

Vor allem darf man nicht vergessen, dass es die „Kinder der Überlebenden“, die 2. Generation, gibt, die sehr wohl als „Zeugen der Zeitzeugen“ auftreten können und oftmals die Lebensgeschichte der Eltern bewahren wollen – auch deshalb, weil die Traumatisierungen, die die Eltern erleiden mussten, oft an sie weitergegeben wurden.

Ich möchte helfen, das zu ändern! Darum habe ich begonnen mitzuhelfen, den ehemaligen Verfolgten nun ein besseres und leichteres, aber selbstbestimmtes und glücklicheres Leben bis zu ihrem Ende zu verschaffen.

Einsicht

Die Shoah-Überlebenden waren und sind Opfer, dabei wurden viele zu starken Persönlichkeiten. Sie haben oft in bewunderungswürdiger Weise ohne Hilfe ihr eigenes Leben – schon als Kinder – unter extremen und widrigen Umständen gemeistert. Wer sie erlebt, weiß, was für außergewöhnliche Menschen sie sind. Sie verdienen unseren Respekt, unser Verständnis und unsere Zuwendung bis zu ihrem letzten Tag.

Der Holocaust im Unterricht

Gerhard Baader und Philipp Sonntag

Prof. Dr. Gerhard Baader, geb. 1928 in Wien, ist emeritierter Professor für Geschichte der Medizin beim Institut für Geschichte der Medizin ZHGB Charité – Universitätsmedizin, Berlin Campus Benjamin Franklin und 2017 weiterhin in Lehre und Forschung engagiert. Er ist Gabbai der Synagoge Oranienburger Straße, Repräsentant von Masorti Deutschland e.V. bei Masorti Europa und stellvertretender Vorsitzender von Child Survivors Deutschland e.V.

Dr. Philipp Sonntag ist im Vorstand der Child Survivors Deutschland ebenso der Esperanto Liga Berlin/Brandenburg. Als Zukunftsforscher war er im Bereich Technik und Gesellschaft aktiv.

Die Alliierten hatten 1945 eine Umerziehung der deutschen Gesellschaft in Richtung Demokratie vorbereitet. Daraufhin mussten Deutsche unter anderem Konzentrationslager aus der Nähe anschauen. Insgesamt wurden jedoch in Deutschland die Verbrechen der Nazis in den Jahrzehnten nach 1945 rasch und weitgehend verdrängt. Der Holocaust war kaum ein Thema. Ganz entsprechend kam der Holocaust im Unterricht kaum vor. Das galt für Schulen und Hochschulen. Es blieb der Initiative Einzelner überlassen, das Thema fachlich versiert aufzugreifen, bei einem weitgehend ablehnenden Umfeld.

Etwa ab 1960 wuchs das Interesse am Holocaust, zum Teil auf Grund von Ereignissen wie dem Eichmann-Prozess, dem Film „Holocaust" aus den USA, Engagements am Fritz Bauer Institut usw. Die Entwicklung der Unterrichtung über den Holocaust ist komplex.

Grundlegend ist zunächst, was Kinder vor der Einschulung von ihren Eltern hören – oder eben was von ihren Eltern verschwiegen wird. Danach können formelle Anweisungen für die Lehrpläne in Schulen einiges bewirken, so die Besuche von Schulklassen in KZs, inklusive der Vorbereitung darauf. Was aber ein Lehrer an Wissen und Engagement mitbringt, das wiederum wurde von seiner Ausbildung an einer Hochschule geprägt – und das betrifft je nach seinem Alter ganz unterschiedliche Ausbildungszeiten. Weitere Einflussmöglichkeiten sind Ausstellungen, Gedenkstätten, Internetportale, auch gezielte Falschinformationen.

Trotz aller Bemühungen: Wie kann es sein, dass zwar seit 1980 Unterricht über den Holocaust systematisch bereitgestellt wird – jetzt aber zum Beispiel „Du Opfer" oder „Du Jude" eine gängige Beschimpfung auf einem Schulhof ist? So eine Frage ist ähnlich schwer zu beantworten wie die Frage nach Ursachen und womöglich Überwindbarkeit des Jahrtausende lang andauernden Antisemitismus. Dennoch: Parallel zum Unterricht über den Holocaust ist eine flankierende Erforschung der gesellschaftlichen Reaktionen auf solchen Unterricht dringend geboten, insbesondere für eine laufende Anpassung des Unterrichts an neue Gegebenheiten.

Die Ausbildung an den Hochschulen

Die Darstellung der bitteren Vergangenheit des Holocaust wird weiterhin in den Lehrplänen der Schulen bleiben. Jedoch hat die hierfür wichtige Ausbildung an den Hochschulen in Deutschland klare Mängel. So werden zukünftige Lehrer nicht angemessen auf ihre Aufgaben vorbereitet. Diese Mängel werden auch Auswirkungen auf andere Akademiker haben, welche den Unterricht an

Schulen mit beeinflussen oder prägen, zum Beispiel auf Sozialwissenschaftler, Politiker und Künstler.

Was wird an deutschen Hochschulen über den Holocaust gelehrt? Am Center für Digitale Systeme (CeDiS) der Freien Universität Berlin wurden erstmals systematisch empirische Daten zur universitären Lehre über den Holocaust in Deutschland erhoben. Die wissenschaftlichen Mitarbeiterinnen des Projekts, Lena Kahle und Verena Lucia Nägel, werteten Vorlesungsverzeichnisse aus und interviewten zahlreiche Expertinnen und Experten der Holocaustforschung in Deutschland. Der wissenschaftliche Berater des Projekts, Prof. Johannes Tuchel, nannte die Ergebnisse der Studie „ein Desaster". Für Child Survivors besonders frustrierend: Nur ganz selten werden sie als Zeitzeugen in die Lehrveranstaltungen an den Hochschulen integriert – ganz anders als in den an vielen Orten interessierten Schulen. Die Studie ist im Juni 2017 noch nicht veröffentlicht worden, aber Ergebnisse wurden bereits 2016 genannt, hier ein Auszug[1]:

> An jeder der 78 untersuchten Hochschulen fanden in den vergangenen beiden Jahren durchschnittlich nur 1,5 Lehrveranstaltungen über den Holocaust und 1,7 Veranstaltungen über den Nationalsozialismus statt. Das ist eines der zentralen Ergebnisse einer Datenauswertung von zwei Mitarbeiterinnen der digitalen Zeitzeugen-Archive des CeDiS zum Nationalsozialismus. Lena Kahle und Verena

1 Amory Burchard: Universitäten ignorieren den Holocaust. An deutschen Universitäten gibt es wenig Lehre zur Shoa und zum Nationalsozialismus. Für Experten ist das „ein Desaster", in: Tagesspiegel, 3.7.2016, S. 17. Auch verfügbar auf http://www.tagesspiegel.de/wissen/umgang-mit-nationalsozialismus-hochschulen-ignorieren-den-holocaust/13823598.html, Zugriff: 23.9.2017.

Lucia Nägel haben Online-Vorlesungsverzeichnisse ausgewählter Unis für vier Semester nach Schlagworten wie Holocaust, Shoa, Nationalsozialismus, Erinnerungskultur, Gedenkstätte oder Zeitzeugen durchforstet. Untersucht wurden 69 Unis und neun Fachhochschulen, „bei denen anhand des Studienangebots davon ausgegangen werden kann, dass der Holocaust Teil des Lehrangebots ist", wie die Autorinnen erklären. Vorgestellt haben sie erste Ergebnisse jetzt in der Berliner Gedenkstätte Topographie des Terrors. Unterstützt wird die Studie durch die Jewish Claims Conference.

Identifiziert haben die Wissenschaftlerinnen insgesamt 464 Veranstaltungen über den Holocaust und 521 über den Nationalsozialismus. Sie verteilen sich sehr unregelmäßig über die untersuchten Hochschulen. Die meisten einschlägigen Seminare und Vorlesungen, jeweils 23, boten die LMU München und die FU Berlin an. Mit dem Touro College (22 Veranstaltungen) und der Humboldt-Universität (21) sind zwei weitere Berliner Hochschulen vergleichsweise aktiv. An der TU Berlin waren es in den vier Semestern immerhin zehn Veranstaltungen – der Spitzenwert unter den Technischen Universitäten in Deutschland.

Viele Lehramtsstudierende weichen dem Themenkreis aus.

Ganz um Nationalsozialismus und Holocaust kämen Lehramtsstudierende nicht herum, sagt Martin Lücke, Professor für Geschichtsdidaktik an der FU. Schließlich gibt es im Bachelor ein obligatorisches Didaktik-Basismodul mit Übungen zur Holocaust Education und zum NS. Lücke beobachtet aber, dass viele Lehramtsstudierende dem Themenkreis ansonsten ausweichen – etwa zugunsten der derzeit beliebten Globalgeschichte. „Sie sagen: Das wissen wir schon, das hatten wir in der Schule rauf und runter."

Die Kenntnisse zum Holocaust, auf die er als Didaktiker aufbauen müsste, seien aber keineswegs gefestigt. So wüssten viele Studierende nicht, dass Juden nicht nur in Konzentrations- und Vernichtungslagern ermordet wurden, sondern auch bei Erschießungen durch Wehrmacht, SS und Sondereinsatzgruppen.

In anderen Ländern sind „Holocaust Studies" längst an Universitäten etabliert.

Prof. Lücke hat ein Buch von Wolfgang Benz in seinen Seminaren zur Pflichtlektüre gemacht[2]. Es ist ein für Studenten „handliches", rasch mitten in die schwierige Thematik einführendes Buch, welches Täter und Opfer gleichermaßen berücksichtigt.

Am 17. Mai 2017 wurde Sybille Steinbacher an der Goethe-Universität in Frankfurt als Inhaberin der bundesweit ersten Professur für Holocaustforschung vorgestellt, zugleich wurde sie Direktorin des Fritz Bauer Instituts zur Geschichte und Wirkung des Holocaust. Sie wies darauf hin, dass die „Kollaborationsregimes" weitgehend unerforscht seien, etwa in Griechenland und Osteuropa. Eine laufende Fundierung der Lehre durch jeweils aktuelle Forschung ist ein unverzichtbares Gütekriterium.

Es ist bedenklich, dass nur 45 der insgesamt 464 Veranstaltungen über den Holocaust im Bereich der Pädagogik und Erziehungswissenschaften stattfanden, und

2 Wolfgang Benz: Der Holocaust, München 1995.

nur 192 dieser Veranstaltungen im Fach Geschichte, denn gemäß aktuellen Lehrplänen ist der Bedarf an den Schulen hoch.

Zugleich gilt: Die Einbeziehung des Holocaust in unterschiedliche Hochschulbereiche, bis hinein in künstlerische Bereiche, eröffnet die Möglichkeit, den Holocaust unter verschiedenartigen Aspekten zu betrachten. Zur Veranschaulichung ein Beispiel aus der für den Holocaust besonders kritischen Medizingeschichte:

Institut für Geschichte der Medizin (IGM) / Freie Universität Berlin

Lehrschwerpunkte von Prof. Dr. Gerhard Baader, seit 1983 als Außerplanmäßiger Professor an der Freien Universität Berlin:

- Medizin im Nationalsozialismus.
- Medizin im Talmud in ihrem Verhältnis zur griechischen Medizin, besonders im Hellenismus.
- Jüdisches Leben in Deutschland, besonders im 20. Jahrhundert sowie die Auseinandersetzung mit dem Holocaust.

Zugleich besteht eine Kooperation mit „The Hebrew University of Jerusalem", insbesondere mit Prof. Dr. Samuel Kottek. Entsprechend ist einer der Forschungsschwerpunkte von Prof. Baader: „Emigrationsforschung, besonders der Einfluss deutscher Medizin beim Aufbau des Gesundheitswesens in Palästina / Israel."

„... wir haben es in uns hinabgeschwiegen"

„Der Holocaust im Unterricht" ist keineswegs ein auf den Umgang mit der Vergangenheit beschränktes Thema. Es geht vielmehr immer auch darum, was die bittere Vergangenheit des Holocaust mit aktuellem Verhalten, mit zukunftsweisenden Engagements zu tun haben kann.

Auch von daher ist der Umfang der finanzierten Forschung und Lehre im Bereich des Holocaust ein ernsthaft zu diskutierendes Thema an jeder Hochschule, in jedem Kultusministerium, generell in gesellschaftlichen Auseinandersetzungen. Für die Zukunft bleibt die Einschränkung jeglicher Gewalt ein zentrales Thema. Grundlagen hierfür hat Johan Galtung vor allem in seinem Lehrbuch „A Theory of Conflict" bereitgestellt; als zielführende Vorgehensweisen nennt er zum Beispiel die eigene Zurückhaltung bei Zielvorgaben, die Eindämmung und Beherrschung der eigenen Aggression, und die Bemühung um für beide Konfliktpartner akzeptable Konfliktlösungen (für die er im Buch eine Fülle von Beispielen anführt).[3]

Zur Bereitstellung von wissenschaftlichen Grundlagen für den Unterricht über den Holocaust ein Beispiel aus dem Bereich der Israelwissenschaften (welche in USA, UK, Israel usw. als „Israel Studies" schon lange etabliert sind), im Folgenden zusammenfassend notiert:

> In der BRD war versäumt worden, den Bereich der „Israel Studies" zu entwickeln. Ganz anders in der DDR, dort gab es 1968 beginnend eine Abteilung für Hebräisch und Israel Studies an der Humboldt Universität in Berlin, im Rahmen der Fakultät für Asiatische und Afrikanische Sprachen. Vor dem Hintergrund der Außenpolitik der DDR gab es dort eine vergleichsweise im Rahmen des Möglichen relativ offene Diskussion zur Einstellung gegenüber Israel, insbesondere in den Jahren vor und nach der Wiedervereinigung. Die Zahl der Studierenden

3 Johan Galtung: A Theory of Conflict – Overcoming Direct Violence. Transcend University Press, S. 291.

> war gering, sie nahm jedoch nach der Wiedervereinigung stark zu.
>
> Dennoch wurde 1996 das Programm der Israel Studies beendet, alle Beschäftigten wurden gekündigt, die Verträge liefen 1998 aus – dies geschah trotz beachtlicher nationaler und internationaler Proteste, insbesondere von höchsten politischen Stellen in Israel, so durch den Staatspräsident Israels, Ezer Weizmann, am 22. Juli 1996. Beispielsweise hatte die Deutsche Forschungsgemeinschaft 1994–1997 das Projekt „Die Haltung der DDR zu Shoah, Zionismus und Staat Israel“ gefördert. Die Lehre war generell darauf ausgerichtet gewesen, ein möglichst umfassendes und facettenreiches Bild Israels im Nahen Osten zu vermitteln.[4]

Die Zerstörung dieses, über so lange Zeit sensibel und verantwortungsvoll aufgebauten, Hochschulunterrichts über den Holocaust wurde gesellschaftlich breit als Skandal wahrgenommen und dennoch vom Berliner Senat durchgesetzt. Ganz im Kontrast dazu gab es 1990 in Ostberlin einen hochsensiblen und selbstkritischen Umgang mit der eigenen Verantwortung gegenüber dem Holocaust im Kontext des Umganges mit Israel, formuliert durch Stephan Hermlin:

> Israel ist ... nicht ein Staat wie jeder andere. Er ist ein Staat, hervorgegangen aus der längsten und unerbittlichsten Verfolgung eines kleinen Volkes oder, besser, einer Schicksalsgemeinschaft, ein Staaten-Phönix, hervorrauschend aus dem Blut

4 Angelika Timm: Israelwissenschaften an der Humboldt-Universität zu Berlin, in: Trumah – Zeitschrift der Hochschule für jüdische Studien, Heft 23, Heidelberg 2016, S. 79–93.

und der Asche des furchtbarsten Massakers der Geschichte, und über diesem Staat liegt ein deutscher Schatten. Wir hätten es wissen müssen, und wir haben es gewusst, wir haben es die ganze Zeit gewusst, nur haben wir es verschwiegen, wir haben es in uns hinabgeschwiegen, und wir haben getan, als hätten wir eine Pflicht erfüllt, als seien die Schuldner nur auf der anderen Seite, jenseits der Elbe, zu finden, als sei alles in Ordnung.[5]

Der Unterricht in Schulen

In einer offiziellen Verlautbarung der Kultusministerkonferenz (KMK) heißt es:

> Der Themenbereich Nationalsozialismus und Holocaust ist in allen Ländern in dem Fach Geschichte bzw. – je nach Länderregelung – in gesellschaftswissenschaftlichen Fächern mit einem hohen Anteil an Geschichte fest verankert und ist verpflichtender Unterrichtsgegenstand in den Jahrgangsstufen 9 oder 10, vereinzelt auch in Jahrgangsstufe 8. In der Regel verlässt demnach keine Schülerin bzw. kein Schüler die Schule, ohne etwas über dieses Kapitel deutscher Geschichte erfahren zu haben.[6]

Jahrzehntelang hing der Unterricht über den Holocaust weitgehend von der Initiative der jeweils Unterrichtenden ab und die gesellschaftlich breite Verdrängung der

---

5 Stephan Hermlin: Die Juden und die Deutschen, in: Die Weltbühne, Heft 45, 1990, S. 17, S. 516f. – zitiert nach Angelika Timm, ebd. 85.

6 https://www.kmk.org/themen/allgemeinbildende-schulen/weitere-unterrichtsinhalte/holocaust-und-nationalsozialismus.html, Zugriff: 23.9.2017.

Verantwortung war entsprechend im Unterricht vorherrschend. Ab 1960 gab es eine Neuorientierung, ab 1980 eine systematische Einführung in den Schulunterricht. Die zunehmende Berücksichtigung des Themas führte zu einer Vielfalt von Erfahrungen inklusive Spannungen, die hier in einem kurzen Artikel nur angedeutet werden können. Zu den Herausforderungen äußerte sich die KMK folgendermaßen:

> Ziele und allgemeine Grundsätze
>
> Erinnerungskultur ist das Ergebnis eines komplexen Zusammenspiels vieler Akteure, Debatten und Traditionen. Erinnern ist für einzelne Menschen wie für Gruppen jeweils Grundlage einer Selbstvergewisserung und für auf die Zukunft bezogenes Handeln. Inhalte und Art des Erinnerns können sich im Laufe der Zeit verändern und müssen auf der Basis der Werteordnung der Menschenrechte und des Grundgesetzes immer wieder neu gestaltet werden.
>
> Im Spannungsfeld verschiedener möglicher Deutungen von Geschichte geht es gleichermaßen um den Erwerb von historischem Bewusstsein, von Wissen, von Empathie, um die Entwicklung einer demokratischen Grundhaltung und die Förderung von Urteilsvermögen und Handlungskompetenz.[7]

Trotz der Fortschritte bei der Darstellung des Holocaust bleiben die Spannungen und antisemitischen

---

7 Beschluss der KMK vom 11.12.2014: „Erinnern für die Zukunft - Empfehlungen zur Erinnerungskultur als Gegenstand historisch-politischer Bildung in der Schule", S. 2f. Siehe: https://www.kmk.org/fileadmin/Dateien/veroeffentlichungen_beschluesse/2014/2014_12_11-Empfehlung-Erinnerungskultur.pdf, Zugriff: 23.9.2017.

Provokationen eine Herausforderung. Vorschläge, die eine bessere Zukunft herbeiführen wollen, gehen daher über die unverzichtbaren Darstellungen des Holocaust im Unterricht hinaus. Zunächst war der Paradigmenwechsel zur Einbeziehung des Holocaust dringend notwendig. Darüber hinaus interessiert Child Survivors, was daraus folgen kann, eigentlich längst hätte folgen sollen und was also jetzt getan werden soll. Hierzu ein Beispiel, welches die Vermittlung vorhandener positiver Akzente für das Judentum und Israel in der Bildung fordert:

> Gleichwohl sollten Schattenseiten dieses überfälligen Paradigmenwechsels nicht ausbleiben: 2003 machte das Leo-Baeck-Institut darauf aufmerksam, dass Lehrpläne und Schulbücher die Verfolgungsgeschichte der Juden und den Holocaust einseitig in den Vordergrund rückten. Dadurch würden Juden nicht als gestaltende Subjekte ihrer Kultur, sondern ausschließlich als Objekte und Opfer markiert. [...]
>
> Gewiss kann es nicht darum gehen, die schwierige Gemengelage des Nahen Ostens schönzureden oder den israelisch-palästinensischen Konflikt aus den Büchern herauszuhalten. Gleichwohl sollten im Interesse differenzierter Darstellungsperspektiven in Schulbüchern künftig auch Akzente gesetzt werden, die in quotensüchtigen Tagesmedien zu kurz kommen: Israel als demokratisch verfasster Staat, der seinen jüdischen und arabischen Bürgern trotz äußerer Bedrohungen Freiheits- und Partizipationsmöglichkeiten bietet, die es im Nahen Osten sonst nirgendwo gibt; Israel als hoch entwickelte Kultur-, Hightech- und Start-up-Nation sowie

als multikulturelles Land mit einzigartigen Beziehungen zu Deutschland.[8]

Von daher lag die Vereinbarung nahe, welche der Zentralrat der Juden in Deutschland und die Kultusministerkonferenz Ende 2016 getroffen haben. Der gemeinsame Rahmenplan hat das erklärte Ziel, den Schülern ein lebendiges und differenziertes Bild des Judentums zu vermitteln.[9]

Lebendige Diskussionen

Art und Umfang des Unterrichts über den Holocaust sollte generell als ein zentrales Thema in einer Gesellschaft diskutiert werden. Wie dies engagiert und verantwortlich über Jahrzehnte geschehen kann, wird aus Berichten deutlich. Nationen verhalten sich dabei ganz unterschiedlich. Als Anregung, wie solche Diskussionen inhaltlich vertieft werden können, werden im Folgenden ein paar aktuelle Beispiele für den Unterricht genannt. In Israel wurde die Frage gestellt, ob die dritte Generation (3G, Enkel der Holocaustüberlebenden) die Botschaft der Zeitzeugen weiter in die Gesellschaft hineintragen kann[10]: Es gibt bei den Enkeln eine Veränderung weg von einem Schamgefühl hin zu einem Stolz, wie tüchtig ihre Großeltern unter schwierigsten Umständen überlebt haben. Dies ist verbunden mit einem Bewusstsein, selbst

8 Martin Kloke: Ein neues Bild vom jüdischen Leben – und von Israel, in: Tagesspiegel, 7.9.2017, S. 16.

9 Gemeinsame Erklärung des Zentralrats der Juden in Deutschland und der Kultusministerkonferenz zur Vermittlung jüdischer Geschichte, Religion und Kultur in der Schule. Siehe: http://www.zentralratdjuden.de/de/article/5884.kommende-pe.html, Zugriff: 21.9.2017.

10 Judy Montagu: Memory Keepers, in: Jerusalem Post, 23.4.2014, S. 14.

ganz generell in der Gesellschaft ein Verständnis und Mitgefühl für Opfer vermitteln zu können. Für die Überlebenden ungewohnt zeigten daher viele Enkel ein starkes Interesse an deren Erfahrungen. Die Enkel bemühen sich, die Authentizität und Einmaligkeit der letzten noch lebenden Zeitzeugen für die Zukunft zu bewahren.

Am Anne Frank Museum in Amsterdam, und ähnlich am United States Holocaust Memorial Museum in Washington, wird wahrgenommen wie sich die Vorkenntnisse der Besucher über die Jahrzehnte allmählich verschlechtern[11]: Um junge Menschen besser anzusprechen, wurde der Schwerpunkt verschoben, weg von Sachverhalten und hin zu menschlichen Erlebnissen und Ideen – eine Tendenz, die auch am Jüdischen Museum in Berlin zu sehen ist.

Bewährt hat sich www.uploading-holocaust.com mit dem Versuch, von Jugendlichen selbst zu erfragen, wie eine zeitgemäße Erinnerungskultur aussehen kann[12]: Teils steigen nun Jugendliche in Gruften und Gräber, in denen sich Überlebende versteckt gehalten hatten, sie setzen sich der Enge eines Transportwagens aus, teils versuchen sie das als stark belastend empfundene Thema mit Tanz- und Theaterprojekten zu erarbeiten.

Für schwierigen Unterricht, wie über den Holocaust, braucht man sensible Lehrende – und gerade für diese kann die Thematik unweigerlich eine geradezu existenzielle Herausforderung sein.

---

11 Nina Siegal: Who is Anne Frank? Museums face a fog, in: The New York Times, 20.5.2017, S. 1 und 10.

12 Daniel Lücking: Spurensuche im KZ. „Uploading Holocaust" dokumentiert Youtube-Reiseberichte von Schülern, in: Tagesspiegel, 29.10.2016, S. 31.

Ein Beispiel: Jason Stanley betont, wie er auf äußerst schwache Anzeichen von Gefahr alarmbereit reagiert.[13] Als Kind zweier Holocaustüberlebender erhielt er von seinen Eltern ganz unterschiedliche, nicht leicht miteinander vereinbare Hinweise für die Gestaltung seines Lebens. Beide Eltern waren zwar einhellig der Meinung, dass normale Menschen fürchterliche Dinge tun können, aber für die Mutter war Ungerechtigkeit gegen Machtlose – so auch gegen die Schwarzen in den USA, sie hatte beruflich damit zu tun – ein unumstößlicher Sachverhalt. So bezeichnete sie jegliche Versuche, mit Engagement irgendwelche Ideale anzustreben als sinnlos, weil aussichtslos, und noch dazu würden sie nur die Gefahren erhöhen. Der Vater lehnte jede Erwähnung der Juden als etwas Besonderes, etwa als Verfolgte ab. Er meinte, es käme darauf an, wie Menschen miteinander umgehen, und da seien Juden auch nicht anders als alle anderen und ein Engagement für Juden sei sinnvoll, denn auch bei Juden bestehe durchaus Aussicht auf Anerkennung, Respekt und Würde.

Jason Stanley unterrichtet als Professor der Philosophie in Yale. Dabei ist Ambivalenz für ihn ein wichtiges Thema. Indem Stanley sich entscheidet, dass es für alle Menschen Aussicht auf Menschenrechte und Würde gibt, folgt er seinem Vater – während er zugleich die Haltung seiner Mutter als aus bitterer Vergangenheit heraus nachvollziehbar und ihre Warnungen vor Gefahren als realistisch anerkennt.

Im Unterricht zum Holocaust stellen sich unweigerlich existenzielle Fragen. Die bittere Vergangenheit muss

---

13 Jason Stanley: Holocaust's mixed messages, in: International New York Times, 22.8.2016, S. 9.

realistisch dargestellt werden. Für die Gegenwart und die Zukunft ist und bleibt das Recht auf eine eigene jüdische Identität und auf den eigenen Staat Israel als Heimat selbstverständlich. Für jüdische Minderheiten in einer Gesellschaft, so wie in Deutschland, ist die Bewahrung der eigenen Kultur inklusive der Auseinandersetzung und Erinnerung an die bittere Vergangenheit existentiell unverzichtbar. Dabei muss die diplomatische Integration in das Umfeld laufend neu erarbeitet werden. Im Unterricht bleibt diese Aufgabe bis auf weiteres eine Herausforderung für Lehrende und Studierende.

Reihe „Bittere Vergangenheit! – Bessere Zukunft?“
des Child Survivors Deutschland e. V.
Herausgegeben von Philipp Sonntag

Gefördert von der Stiftung „Erinnerung, Verantwortung und Zukunft“ und dem Zentralrat der Juden in Deutschland

Band 3 Charakter, Zorn und Widerstand
Child Survivors aus Expertensicht
Band 4 Phönix aus der Asche e. V., Alexey Heistver (Hg.): Unbekannter Holocaust im Osten Europas
Alte Grausamkeiten, neue Herausforderungen
Band 5 Karin Weimann: Child Survivors zu Gast am Gedenktag 27. Januar – Erinnern und VerANTWORTung in der Ruth-Cohn-Schule (in Vorbereitung)

Weitere Bände in Planung

Ergänzend zu allen Bänden können Lesungen, Zeitzeugengespräche, Theateraufführungen oder Diskussionsveranstaltungen angefragt werden.

Die Child Survivors treffen sich zweimal jährlich, im Frühjahr und Herbst, jeweils in Petershagen bei Minden (Westfalen), in bewährter Zusammenarbeit mit der Arbeitsgemeinschaft Alte Synagoge Petershagen e. V.

www.child-survivors-deutschland.de